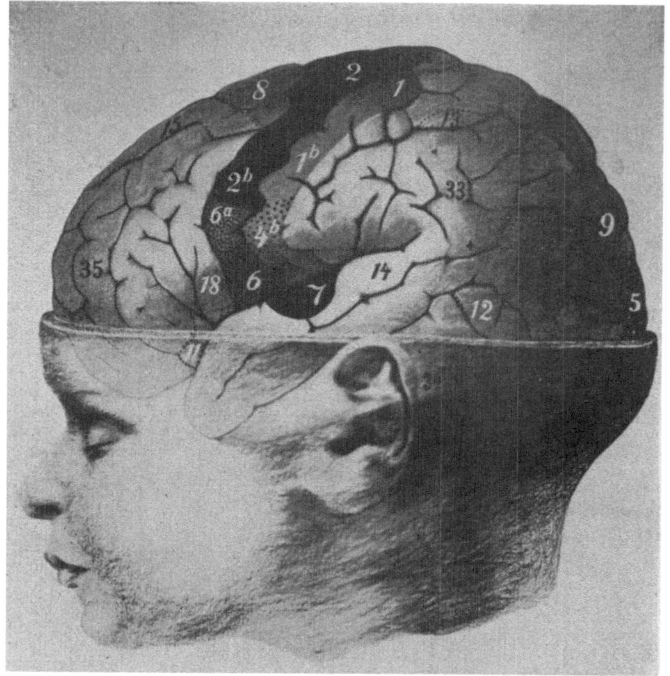

Totgeborenes Mädchen, 52 cm lang.

Zwischen 1 und 1b Tastsinn der Hand; 2 Bewegung des Fußes; 4b Tastsinn des Gesichts; 5 Sehsphäre; 6 Bewegung der Stimmbänder; 6a Mundmuskeln; 7 Ausmündung der vorderen Querwindung in die 1. Schläfenwindung (äußerster Teil der Hörsphäre nur ganz vereinzelte *Hörfasern*); 8 Fuß der 1. Stirnwindung Feld b) der
Körperfühlsphäre; 15 Feld c) der Körperfühlsphäre; 9 Sinnessphäre unbekannter Bedeutung; zwischen 5 und 9 dorsale *Randzone* der Sehsphäre; 11 frontale Querwindung Flechsig; 12 Gyrus subangularis Flechsig; 13 Gyrus supraangularis Flechsig;
14 *Randzone* der Hörsphäre *Wernicke*sche Zone; 18 *Broca*sche Zone (Fuß der 3. Stirnwindung); 33 parietales Assoziationszentrum (Gyrus angularis); 34 Temporales A. C.
(3. Schläfenwindung); 35 frontales Assoziationszentrum (2. Frontalwindung).

MEINE MYELOGENETISCHE HIRNLEHRE

MIT BIOGRAPHISCHER EINLEITUNG

VON

PAUL FLECHSIG

MIT EINER TAFEL

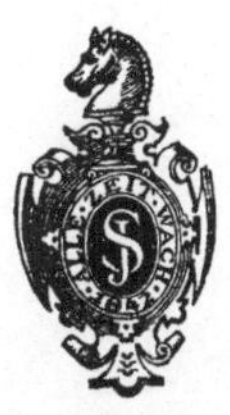

SPRINGER-VERLAG BERLIN HEIDELBERG GMBH 1927

ISBN 978-3-662-31961-1   ISBN 978-3-662-32788-3 (eBook)
DOI 10.1007/978-3-662-32788-3

Inhaltsverzeichnis.

A. Biographisches.

Ich bin geboren am 29. Juni 1847 in Zwickau i. Sa. als Sohn des Protodiakonus an der St. Marienkirche EMIL FLECHSIG. Meine väterliche Familie ist höchstwahrscheinlich fränkischen Stammes, und unser ursprünglicher Name lautete Flechsing. Der älteste uns bekannte Träger desselben erhielt 1444 im Dorf Uttlingen bei Hersbruck an der Pegnitz unweit Nürnberg von Kaiser Friedrich III. einen Hof zum Lehen [1]). 1515 war ein Glorius Flechsing Stallmeister eines sächsischen Prinzen und Ratsherr in Weimar. Seit 1571 verzeichnet das Kirchenbuch des Dorfes Hirschfeld oberhalb Zwickau i. E. die ununterbrochene Reihe meiner Vorfahren, welche im unmittelbar benachbarten, nach Hirschfeld eingepfarrten Dorf Wolfersgrün [2]) begütert waren, später auch in Hirschfeld ein größeres Gut erwarben. In genanntem Kirchenbuch vollzieht sich 1668 aus unbekannten Gründen die Umwandlung unseres Namens aus Flechsing in Flechsig. In Wolfersgrün bekleideten meine Vorfahren bzw. nächste Verwandte nachweislich über 100 Jahre die Stellung des Amts-

---

[1]) Diese Feststellung verdanke ich dem Umstand, daß mein Vetter Prof. Dr. phil. EDUARD FLECHSIG, Inspektor der Staatlichen Museen in Braunschweig, der bekannte CRANACH-Forscher, als Mitglied der Königl. Sächsischen Kommission für Geschichte den Auftrag erhielt, alles auf die fränkische Malerschule, speziell LUKAS CRANACH, Bezügliche aufzunehmen und zu sammeln. Er besuchte deshalb die Kirchen in Franken und Thüringen und sah die Kirchenbücher ein, wobei er obiges feststellte.

[2]) Diese Dörfer liegen an der östlichen Grenze des Vogtlandes; höchstwahrscheinlich gehörten meine Vorfahren zu den fränkischen Kolonisten, welche das Vogtland wie das benachbarte Böhmen besiedelten unter Vertreibung der slawischen Sorbenwenden. Auch an der Gründung des wenige Stunden von Wolfsgrün entfernten Bärenwalde dürften sie beteiligt gewesen sein. Diese Ortsnamen tragen sämtlich ein exquisit deutsches Gepräge.

richters und Gerichtsschöppen, so auch mein Urgroßvater. Er übte mit dem Pfarrer und dem Dorfrichter von Hirschfeld das Schulpatronat für die Schulgemeinde Hirschfeld mit Wolfersgrün aus, unterlag aber bei der Wahl eines neuen Dorfschulmeisters und konnte sich nicht entschließen, sein kaum sechsjähriges Söhnchen dem Gewählten anzuvertrauen; er trug beziehentlich führte es deshalb fast ein Jahr lang in die Schule eines entlegeneren Dorfes — gewiß ein Zeichen einer nicht gewöhnlichen Willensenergie. Schließlich wurde es ihm aber doch zuviel, und er brachte das Knäblein dem verschmähten Schulmeister, der offenbar recht tüchtig war und sich nun alle Mühe gab, den Herrn Patron zu versöhnen; hierbei stellte sich die Eignung des Kindes zu höheren Studien heraus. Man wählte schließlich das Lyzeum in Zwickau[1]) zur weiteren Ausbildung. 1795 bezog mein Großvater die Universität Leipzig (100 Jahre bevor ich das Rektorat bekleidete), um sich dem Studium der Rechte zu widmen. Er brachte es schließlich bis zum Amtsjuristen in Zwickau i. E., was ihm gestattete, seinen sämtlichen fünf Söhnen eine gelehrte Bildung zuteil werden zu lassen. Vier widmeten sich wieder der juristischen Laufbahn, nur mein Vater schlug aus der Art und wurde Theologe. Daß eine Veranlagung zur Erledigung von Rechtsgeschäften in der Familie durch die lange Betätigung im Dorfrichteramt gezüchtet worden war, könnte man daraus erschließen, daß der älteste der Brüder wenige Jahre nach Verlassen der Universität einer der gesuchtesten Rechtsanwälte, auch Senator in Zwickau wurde, nach dem Übertritt in den Staatsdienst als Vizepräsident des Appellationsgerichts fungierte und von der Leipziger Juristenfakultät h. c. zum Dr. jur. promoviert wurde.

---

[1]) Diese im Mittelalter weithin berühmte, 1548 offenbar infolge der Reformation in den Grünhainer Klosterhof verlegte Lateinschule, welche auch ich besuchte, wurde von Dr. MARTIN LUTHER als ein köstliches Kleinod in Ew. Kurfürstl. Gnaden Ländern bezeichnet. Unter dem berühmten Mineralogen AGRICOLA (um 1518) erreichte sie bis zu 700 Schülern, darunter viel Adel vom Bodensee bis zur Ostsee.

In einem gewissen Gegensatz zu meinen väterlichen stehen meine mütterlichen Vorfahren. Meine Mutter, FERDINANDE RICHTER, war die Tochter eines Rittergutsbesitzers, der einer sehr begüterten Familie des Erzgebirges entstammte. Sein Vater, Großkaufmann, Teilhaber an Blaufarbenwerken, Erzgruben und anderem mehr, in der alten Silberstadt Schneeberg i. Erzgeb., CHRISTIAN HEINRICH RICHTER, Senator, Erb-, Lehn- und Gerichtsherr auf Mittel- und Niedermosel usw., hat sich in der sächsischen Kulturgeschichte einen Namen gemacht durch seine großartige Wohltätigkeit in der schrecklichen Hungersnot, welche 1771 das Erzgebirge heimsuchte (es starben in einem Jahre in Schneeberg fast 700 Personen mehr als geboren wurden). Von einer Geschäftsreise durch das Gebirge zurückgekehrt, erließ er folgende Bekanntmachung: „Auf meiner Halde zur Fundgrube Hoffnung zu Gott will ich einen Garten anlegen und denselben mit einer massiven steinernen Mauer umgeben. Wer bereit ist, seine Kräfte dem Bau zu widmen, sich hierbei Brot und Verdienst, Mut und Vertrauen zu holen, soll sich in meiner Handlung melden. Der Plan soll sofort in Angriff genommen und der Arbeitslohn soll täglich abends ausgezahlt werden. CHRISTIAN-HEINRICH RICHTER." OESFELDS Schneeberger Chronik von 1776 berichtet hierüber: Der schöne Garten, welchen der Kaufmann und Ratsherr Herr CHRISTIAN-HEINRICH RICHTER in Schneeberg in dem Jahre 1771 anzulegen angefangen und nachher immer noch erweitert und verschönert hat, ist eine wahre Zierde für die Stadt, welche auch dem Auge des Durchlauchtigsten FRIEDRICH-AUGUST, da Höchstdieselben im Jahre 1773 den 7. September bei Höchstderoselben erzgebirglichen Reise auch Schneeberg mit Derohöchster Gegenwart zu begnadigen geruhten, wohl gefallen hat, da sonderlich der edle Endzweck seines Anfangs, Armen in der Teuerung Verdienst zu verschaffen, von Höchstdenenselben ist gerühmt worden. Gott lasse ferner auf diesem edlen Berge seine Ehre wohnen." Trotzdem, daß sein Erbauer auch noch eine große Summe stiftete, um ihn zu unterhalten,

ist er bis auf Reste der Mauer, im Volke Hungermauer genannt, zugrunde gegangen. Ich selbst bin nun freilich in
viel einfacheren Verhältnissen aufgewachsen, da die napo-
leonischen Kriege, besonders der hierdurch hervorgerufene
österreichische Staatsbankrott 1809, der mütterlichen Familie enorme Verluste gebracht hatten und Schneeberg, im
ausgehenden Mittelalter durch sein Silber eine der reichsten
Städte Kursachsens, durch den Niedergang des Bergbaues
und Spitzenhandels usw. geradezu verarmt war. Ich betrachte
es aber doch als ein großes Glück, in einem einfachen pro-
testantischen Pfarrhause geboren und erzogen zu sein. Mein
Vater, eine geistig und sittlich hochstehende Persönlichkeit,
gehörte theologisch einer gemäßigten Richtung an; er hielt
es vor allem für seine Pflicht, nach Kräften zur Bildung des
ärmeren Volkes beizutragen, wozu ihm zunächst seine
Stellung als geistlicher Inspektor der Mädchenschulen Gelegenheit gab. Das Verhältnis zu den Lehrern war hier das
denkbar beste, zumal mein Vater mit dem Geh. Kirchenrat
Dr. DÖHNER (Vater DÖHNER von der gesamten sächsischen
Lehrerschaft genannt) Hand in Hand ging. Er gründete mit
DÖHNER zusammen den Zwickauer Volksschriften-Verein,
welcher durch Darstellung nachahmenswerter Charaktere,
vorbildlich einfacher Lebensführung u. dgl., Zufriedenheit
mit bescheideneren Verhältnissen zu fördern suchte. Der
aufstrebende Sozialismus hat freilich alsbald diese fried-
licheren Formen sozialen Wirkens in den Hintergrund gedrängt. Mein Vater hatte aber auch ein lebhaftes Interesse
für die poetische Literatur verschiedener Kulturvölker und
für Musik. Ihren Ausgang hatten die hierauf gerichteten
Bestrebungen genommen von seinen freundschaftlichen Beziehungen zu ROBERT SCHUMANN. Den ersten Anlaß hierzu
bot der Umstand, daß meine Großeltern mit der Familie
SCHUMANN Tür an Tür wohnten, so daß die Kinder tagtäglich
zusammenkamen. Auch ROBERT besuchte das Zwickauer
Lyzeum, und so kam es, daß mein Vater, welcher schon frühzeitig Musikunterricht genossen hatte, mit ihm musizierte.

Da mein Vater ein Jahr früher als SCHUMANN die Universität bezog, wurden sie zunächst getrennt. Während des ersten Aufenthaltes von S. in Leipzig aber wohnten sie ein Jahr lang zusammen auf dem Brühl in demselben Zimmer[1]). Über das innige Verhältnis beider orientieren am besten die Jugendbriefe SCHUMANNS, wo er mehrfach meinen Vater seinen besten Freund nannte, ihn intellektuell über alle anderen stellte und dergleichen mehr. Mein Vater hatte sich in SCHUMANNS Wesen, die besondere Art seiner Veranlagung so tief eingefühlt, daß er auf dessen Wunsch in der poetischen Literatur nach Werken suchte, deren Vertonung dem Genius SCHUMANNS ganz besonders zu gelingen versprachen, und so übersetzte er das in Lalla Rookh von THOMAS MOORE enthaltene Gedicht „Das Paradies und die Peri", welches SCHUMANN denn auch freudig entgegennahm und seiner so reiz- und anmutvollen Tonschöpfung zugrundelegte. Die Freundschaft beider Männer hat niemals eine Trübung erfahren und wurde in unserer Familie hochgehalten. Nach damaliger Sitte tauschten Freunde ihre Schulbücher gegenseitig und so auch mein Vater mit ROBERT SCHUMANN, was zur Folge hatte, daß ich selbst Lexica und Grammatiken benutzte, welche ursprünglich SCHUMANN gehörten und von ihm mit allerhand Notizen versehen waren. Meine musikalische Befähigung wurde hierdurch freilich nicht gehoben, wenn ich es auch auf dem Gymnasium zum Führer der Kurrende und als Professor schließlich bis zum Vorstand des Leipziger LISZT-Vereins gebracht habe.

Ich selbst bin in Zwickau auf dem Marienhof aufgewachsen, im Schatten der ehrwürdigen Marienkirche, eines schönen spätgotischen Baues, welcher im Innern von zeitgenössischen Nürnberger Künstlern: MICHAEL WOHLGEMUTH, VEIT STOSS u. a. ausgeschmückt worden war, so daß er auch der kindlichen Phantasie mannigfaltige Anregung bot und den Sinn für Malerei und Plastik weckte.

---

[1]) Der dritte im Bunde war SCHULZE-DELITZSCH, der Volkswirt.

Meine erste profane Erinnerung gehört der Revolutionszeit 1848/49 an, wo eine Schwadron preußischer Dragoner vor unserem Hause biwakierte und einer derselben scherzhaft seinen Karabiner auf mich anlegte, ein Eindruck, der sich kaum verwischt hat, obwohl seitdem mehr als 78 Jahre verflossen sind. Es war nur der Familientradition entsprechend, daß auch ich mit 9 Jahren das Gymnasium — ehemals Lyzeum — in Zwickau bezog, an welchem ich 1865 das Maturitätsexamen bestand. Die frohe Begeisterung mehrerer Freunde, die seit einigen Semestern in Leipzig Medizin studierten, für ihr Fach, im Gegensatz zu einigen anderen, welche Jurisprudenz und Theologie gewählt hatten, bestimmte mich, der Medizin den Vorzug zu geben, und so wurde ich Ostern 1865 als stud. med. in Leipzig immatrikuliert, welches ich seitdem nur vorübergehend verlassen habe. Ich begriff auch alsbald, was meine Freunde für das medizinische Studium begeistert hatte; es war die wahrhaft ehrwürdige Gestalt E. H. WEBERS, der zwar am Ende seiner ruhmreichen akademischen Laufbahn stand, aber noch mit jugendlichem Feuer vortrug und unmittelbar den Eindruck nicht nur eines hohen Meisters der Wissenschaft, sondern nicht minder einer sittlich hochstehenden Persönlichkeit erweckte. Er lehrte im wesentlichen nur noch Anatomie; die Physiologie hatte er an den soeben von Wien berufenen großen Physiologen CARL LUDWIG abgegeben. Auf dem Präpariersaal wurde ERNST HEINRICH aufs trefflichste unterstützt von seinem jüngeren Bruder EDUARD WEBER, dem Entdecker der herzhemmenden Funktion des Nervus vagus, welcher nicht nur über eine ausgezeichnete Präpariertechnik verfügte, sondern auch anatomische Detailkenntnisse besaß, welche den ernsten Hörer zur Bewunderung hinrissen, so wenn er z. B. irgendeinen kompliziert gebauten Rückenmuskel geradezu im Handumdrehen in allen seinen Konturen mit größter Eleganz bloßlegte.

Durch eine seltsame Verkettung von Umständen, die meinem Lebenslauf die Richtung geben sollten, wurde ich auch alsbald mit CARL LUDWIG bekannt. König Johann von Sachsen hatte im Beginn des preußisch-österreichischen Krieges beim Einmarsch der preußischen Armee sein Land verlassen. Nach Friedensschluß kehrte er nach Dresden zurück, und wie viele andere Korporationen wählte die Leipziger Studentenschaft zu seiner Begrüßung eine *Deputation*, welcher auch ich angehörte. Der König empfing uns sehr freundlich und fragte einen jeden nach Namen und Herkunft. Die zuerst vorgestellten gaben Antworten, welche ernste Zweifel an ihrer unverfälschten Landeskindschaft erwecken mußten, und so war ich der erste, welcher einer dem König bekannten sächsischen Familie angehörte. Er antwortete mir deshalb: Oh, ich kenne Ihre brave Familie." Da dieselbe zum großen Teil aus Staatsbeamten bestand, so war man natürlich hochbefriedigt über das Königswort und stiftete mir zum Dank ein gutes Mikroskop, welches der Anlaß wurde zu meinen eifrigen histologischen Studien. Ich belegte bei dem trefflichen Assistenten LUDWIGS, Professor SCHWEIGGER-SEIDEL, mikroskopische Übungen, welche damals in dem provisorischen physiologischen Institut stattfanden. Es gelang mir auch alsbald Zeichnungen mikroskopischer Objekte, Zellen u. a., herzustellen, welche SCHWEIGGER-SEIDEL so gefielen, daß er sie LUDWIG vorlegte, der von nun an, ich kann wohl sagen bis zu seinem Tode, in wohlwollendster Weise mich förderte, durch seine reiche Lebenserfahrung und hohe wissenschaftliche Bildung, ein Mentor, wie ich ihn mir nicht besser denken konnte.

Im Juni 1870 erwarb ich nach bestandener Staatsprüfung den medizinischen Doktorgrad, trat hierauf als einjährig-freiwilliger Arzt beim 107. Infanterie-Regiment ein, wurde aber bei der bereits am 12. Juli beginnenden allgemeinen Mobilmachung einem Lazarett zugeteilt, mit welchem ich ins Feld rückte. Ich nahm teil an der Schlacht von St. Privat, der Berennung von Verdun und dem Gefecht von Nouart (vor Sedan), und dann als Unterarzt beim Infanterie-Regiment Nr. 102 an der Belagerung von Paris, besonders an den

Kämpfen um den Mont Avron und bei Brie und Champigny. Nach der Kapitulation von Paris lag ich im Fort Romainville und war Zeuge des Kommuneaufstandes, wobei ich an der Barriere von Belleville auch selbst in ein Rencontre mit marodierenden Petroleusen verwickelt wurde. Hiernach zur Okkupationsarmee versetzt, verblieb ich bis Herbst 1871 in Mezières-Charleville, konnte aber im Dezember nach Deutschland zurückkehren. Bereits am 1. Januar 1872 erhielt ich eine Assistentenstelle bei Professor ERNST WAGNER am pathologischen Institut der Universität und an der medizinischen Poliklinik. An beiden Stellen war reichlich Gelegenheit gegeben, die Grundlagen der wissenschaftlichen wie praktischen Medizin kennenzulernen. Das pathologische Institut verfügte über ein großes Sektionsmaterial, da es, wie noch heute, dem Krankenhaus St. Jakob mit seinen Kliniken angegliedert war; die medizinische Poliklinik aber erfreute sich eines überaus reichen Zuspruchs von Patienten, da E. WAGNER als Praktiker und besonders als Diagnostiker weithin sich eines wohlverdienten Rufes erfreute. Ich übernahm hier die neurologische Abteilung, insbesondere auch die Elektrotherapie. Da kurz nach meinem Antritt der epochemachende Aufsatz von THEODOR MEYNERT „Vom Gehirn der Säugetiere" in STRICKERS Handbuch der Gewebelehre erschienen war, ersuchte mich WAGNER, ihm einen Auszug anzufertigen, da ihm selbst bei seiner vielverzweigten Tätigkeit die Zeit hierzu fehlte. Ich unterzog mich gern dieser Aufgabe, schon weil ich mich WAGNER zu tiefem Danke verpflichtet fühlte für die vielbegehrte Anstellung an seinen zwei Instituten. Da dem pathologischen Institut viele Leichen neugeborener Kinder zugingen, so beschloß ich, mich an diesem leicht zu handhabenden Material über den Hirnbau zu orientieren und begann am 5. Mai 1872 mit einem 5 Wochen alten Knaben, der den nicht gewöhnlichen Namen Martin Luther trug, und der durch die überraschenden Bilder, welche sein Gehirn mir darbot, auch eine Art Reformator werden sollte. Ich hatte, wie ich es auch später tat, das Gehirn mit dem Schädel zusammen durchsägt und einen Horizontalschnitt (coup de Flechsig, Charcot) angelegt, auf welchem der von mir später „primäre[1]) Sehstrahlung" benannte Faserzug überaus deutlich hervortrat. Das Belassen des durchschnittenen Gehirns im Schädel ersetzte bis zu einem gewissen Grade die chemische Härtung, indem alle Teile in ihrer Lage blieben. Nicht wenig überrascht war ich, neben wenigen überaus deutlichen weißen Streifen, den größten Teil der späteren weißen Substanz grau zu finden, zum Teil sogar durchscheinend. Ich fragte deshalb meinen Chef, einen pathologischen Anatomen von großer Erfahrung, wie dieser Befund zu deuten sei, und erhielt die tatsächlich begründete Antwort, daß vor kurzem ein Autor hier von Encephalitis neonatorum[2]) gesprochen habe. Da ich aber ähnliche bzw. gleiche Befunde bei allen Neugeborenen machte, so wollte es mir nicht in den Sinn, daß der Mensch sein Erdenwallen gesetzmäßig mit einer Hirnentzündung beginne, und ich beschloß, der Sache auf den Grund zu gehen. Es ergaben sich nun alsbald Beweise dafür, daß man es mit einem streng gesetzmäßig verlaufenden, also normalen Entwicklungsprozeß zu tun habe, und daß *hierbei wichtige Strukturverhältnisse des Gehirns und Rückenmarks spontan zum Vorschein kommen.* Ich ergriff auch die sich bald darbietende Gelegenheit, einer höchst illustren Versammlung kompetentester Forscher meine Funde vorzutragen, da im August 1872 sich die deutschen Naturforscher und Ärzte zur fünfzigjährigen Jubelfeier ihrer Gesellschaft in Leipzig zusammen-

---

[1]) Ein, und zwar der wesentlichste, Teil von GRATIOLETS Sehstrahlung, die auch MEYNERT, allerdings nur vom Tier abgebildet hat, aber weniger deutlich als das fragliche Kindergehirn erkennen ließ.

[2]) Die gebräuchlichen Lehrbücher enthielten hierüber nichts: Eine verwunderliche Tatsache, wenn man bedenkt, daß die Kenntnis des neugeborenen Menschenkindes denn doch für eine ganze Reihe von medizinischen Fächern von größter Bedeutung ist. Nur TH. MEYNERT hat in seinem Aufsatz „Vom Gehirn der Säugetiere" einige treffende Bemerkungen gemacht. Vgl. meine „Leitungsbahnen im Gehirn und Rückenmark" 1876, worin ich das bis dahin über Myelogenese Bekannte zusammengestellt habe. S. 1 ff.

fanden. Vor einem Parkett von Königen — saßen doch HELMHOLTZ, LUDWIG u. a. unmittelbar zu meinen Füßen — trug ich die Ergebnisse meiner nur vierteljährigen Studien vor und habe es immer als eine glückliche Vorbedeutung betrachtet, daß die nur genannten führenden Männer mir einige Worte der Anerkennung widmeten.

Der mit LUDWIG befreundete HELMHOLTZ, der sich offenbar viel mit der geistigen Entwicklung beschäftigt hatte, erkannte mit genialem Scharfblick die Wichtigkeit meiner Befunde und äußerte sich auch dementsprechend mir gegenüber, was mich natürlich begeisterte. Die allgemeine Stimmung war damals der Hirnforschung überaus günstig unter dem Eindruck der epochemachenden Entdeckungen jener Zeit, und die Koryphäen — MEYNERT, HITZIG u. a. — waren alle anwesend. Die Bakterien fanden noch wenig Beachtung; man lächelte über die Versuche, ihre große Bedeutung für die Medizin nachzuweisen[1]), wobei es gelegentlich zu erregten Szenen kam. Leider mußte ich ihre Macht wenige Wochen nach der Versammlung am eigenen Leibe spüren, da ich, offenbar im Anschluß an Typhussektionen, an einem überaus schweren Abdominaltyphus erkrankte, so daß ich meine Untersuchungen erst Anfang 1873 fortsetzen konnte. Der Sorgfalt, welche mir unser innerer Kliniker KARL WUNDERLICH und sein trefflicher Assistenzarzt JÖRG — später in New York — widmeten, verdanke ich meine Genesung.

Ich richtete meine Aufmerksamkeit jetzt auf die histologischen Verhältnisse, und da im pathologischen Institut häufig Herderkrankungen des Gehirns vorkamen, verglich ich die hierdurch hervorgerufenen, von TÜRCK entdeckten

---

[1]) 1878 erklärte mir NOTHNAGEL eines Tages, er werde die Hirnforschung an den Nagel hängen, da sie aus der Mode gekommen sei und es Wichtigeres zu tun gäbe — für den inneren Kliniker gewiß, wenn auch nicht für den Forscher aus Leidenschaft. Die Bakterien hatten ihren Siegeszug angetreten. Als Forscher aus Leidenschaft habe ich mich indes nicht abhalten lassen, das Gehirn weiter zu bearbeiten, da mir immer, wenn auch nicht ganz klar, ein größeres Ziel vorschwebte: die Beziehungen von Gehirn und Seele.

sekundären Degenerationen mit den durch frühzeitige oder sehr späte Ummarkung sich heraushebenden zentralen Faserzügen. Ich bin also von der Pathologie her zum feineren Studium der Myelogenese gekommen, wohl der beste, ja vielleicht einzige Weg, um zu den gesetzmäßigen Beziehungen vorzudringen. Ich ging hier naturgemäß vom Rückenmark aus, und es ergaben sich sofort eklatante Übereinstimmungen der myelogenetischen Gliederung mit der durch sekundäre Degeneration herbeigeführten. Es war dazu freilich notwendig, daß ich eine wesentlich vollkommenere Untersuchungsmethode anwandte als Türck selbst. Dieser überaus sorgfältige Forscher hatte den Querschnitt des *frischen* Rückenmarks einfach mit einer feinen Schere untersucht, indem er kleinste Partikel, deren Ort er genau notierte, abtrug und auf Fettkörnchenzellen untersuchte. Wo er solche fand nahm er eine Degeneration, einen Zerfall der markhaltigen Nervenfasern an, und es gelang ihm so, die Lage der entarteten Bündel über weite Strecken ziemlich genau festzustellen. Ich dagegen untersuchte das in Chrom gehärtete Rückenmark auf feinen Querschnitten, welche mit Carmin gefärbt wurden; die degenerierten Teile des Markmantels traten durch starke Carminfärbung überaus klar hervor. Das auf gleiche Weise behandelte Rückenmark älterer Feten bis ca. 45 cm Körperlänge zeigte nun genau dieselbe Gliederung wie ein mit kompletter absteigender Degeneration der Pyramidenbahnen[1]) behaftetes Rücken-

---

[1]) Diese Bezeichnung der aus den Pyramiden des verlängerten Marks in das Rückenmark übergehenden Fasern stammt zum Teil von Türck, zum Teil von mir. Ich habe sie beibehalten, obwohl in der offiziellen deutschen anatomischen Nomenklatur von 1895 auf den Vorschlag von Wilhelm His dafür die Bezeichnungen Fasciculus anterior proprius Flechsigi = meiner Pyramidenvorderstrangbahn, und Fasciculus lateralis proprius Flechsigi = Türcks und meiner Pyramidenseitenstrangbahn zur Anwendung gelangt sind. Meines Erachtens ist diese Namensänderung wenig glücklich, weil sie blaß und verschwommen ist. Sie wahrt aber, zum Teil wenigstens, das geistige Eigentum des Entdeckers. Der angebliche Grund des Bezeichnungswechsels, daß die Studierenden sich in meine Nomenklatur nicht finden könnten, ist nichts weniger als stichhaltig. Das Gegenteil ist richtig!

mark. Auf doppeltem Wege wurde also der Beweis geliefert, daß die aus den Pyramiden des verlängerten Marks in das Rückenmark übertretenden Nervenfasern hier als geschlossene Bündel nach abwärts verlaufen und sukzessiv in die grauen Vorderhörner übergehen. Ich konnte aber auch einen nicht unwesentlichen Irrtum Türcks feststellen. Myelogenetisch läßt sich einwandfrei nachweisen, daß nicht nur die Pyramidenseitenstrangbahn, sondern auch die Hülsenvorderstrangbahn Türcks ausnahmslos aus den Pyramiden des verlängerten Marks hervorgehen. Ich änderte deshalb Türcks Bezeichnung Hülsenvorderstrangbahn um in Pyramidenvorderstrangbahn. Die zwischen den großen Oliven, hinter den Pyramiden liegenden Bündel (innere Hülsenstränge der Älteren) haben mit den Vordersträngen des Rückenmarks nichts zu tun. Bei dem mir zu Gebote stehenden reichen Material an Feten und Neugeborenen konnte ich aber die überraschende Tatsache feststellen, daß die Pyramidenbündel sich keineswegs in streng gesetzmäßigen *Proportionen* auf Vorder- und Seitenstränge verteilen. Es ließ sich nicht einmal ein entschieden dominierendes Verteilungsverhältnis nachweisen; am häufigsten gelangen etwa 16% der Pyramidenfasern ungekreuzt in die Vorderstränge, ca. 84% gekreuzt in die Seitenstränge. Sie können auch ausschließlich ungekreuzt in den Vordersträngen verlaufen oder vollständig in die Seitenstränge übergehen. Die Komplikationen vermehren sich noch dadurch, daß jede Pyramide eine besondere Verteilung zeigen kann[1]). Gelegentlich, wenn auch selten, fand sich auch ein Bündel ungekreuzter Fasern außen an der Grenze von Vorder- und Seitenstrang. Über diese, alle bisherigen Anschauungen umstürzenden Funde habe ich zuerst 1874 in dem Zentralblatt für die medizinische Wissenschaft Nr. 36 berichtet, und zwar unter der Überschrift „Über die Beziehungen zwischen sekundären De-

---

[1]) Abbildungen aller dieser Variationen finden sich einesteils in meinen „Leitungsbahnen" von 1876, andernteils in den „Systemerkrankungen des Rückenmarks" 1878. Leipzig, Walter Wigand.

generationen und Entwicklungsvorgängen im menschlichen Rückenmark", teilweise bereits 1873 in WAGNERS Archiv der Heilkunde Bd. 14, S. 404. Schließlich zeigte sich auch bei vergleichend myelogenetischen Untersuchungen, daß bei gewissen Nagern, z. B. der Hausmaus und Ratte, die Pyramiden des verlängerten Marks sich nicht in die Vorder- bzw. Seitenstränge, sondern *ausschließlich* in die *Hinterstränge* nächst der hinteren Commissur fortsetzen: Eine in bezug auf die Verwertung vergleichend anatomischer Befunde für die menschliche Hirnanatomie überaus wichtige Tatsache, besonders gegenüber der Gepflogenheit, Befunde am Tier ohne weiteres auf den Menschen zu übertragen. Ein guter Teil der gegen meine Anschauungen geäußerten Bedenken beruht auf letzterem Mißbrauch.

Die myelogenetischen Befunde am Rückenmark sind deshalb von besonderer Bedeutung, weil das so wichtige, insbesondere *alle tastenden Bewegungen* der Extremitäten auslösende Leitungssystem der Pyramidenbahnen längere Zeit hindurch sich durch Marklosigkeit[1]) von allen anderen — durchweg markhaltigen — auf dem Querschnitt hervortretenden Bahnen klar und deutlich abhebt, besonders wenn Farbstoffe angewendet werden, welche das Nervenmark dunkel färben (z. B. WEIGERTS Hämatoxylin-Färbung), die marklosen Fasern aber nicht. Hier läßt sich relativ leicht in Verbindung mit einwandfreien sekundären Degenerationen beweisen, daß gleich eingeschaltete Nervenfasern zu gleicher Zeit, verschiedenwertige in streng gesetzmäßiger Reihenfolge in das Stadium der Markbildung eintreten (Myelogenetisches Grundgesetz, FLECHSIG, vgl. unten Teil B).

Es war ein glücklicher Umstand für meine Forschungen, daß ich schon im Beginn derselben mich mit der übersicht-

---

[1]) Einem gewiß geistig hochstehenden Forscher, wie ADOLF KUSSMAUL, erschien diese Tatsache denn auch so wichtig, daß er kurz nach ihrer Publikation sie in seinem klassischen Werk über die Störungen der Sprache hervorhob, offenbar, weil er zu der Überzeugung geführt wurde, daß hiernach die willkürlich-motorischen Bahnen den Schlußstein der spinalen Faserzüge bilden. — SCHOPENHAUER inversus! —

lichsten aller zentralen Leitungen befaßte und so die herrschenden Gesetze finden konnte. Während nun in Rückenmark und Oblongata die Pyramidenbahnen sich durch Nachschleppen scharf sondern, treten sie später in Brücke, Hirnschenkelfuß, innerer Kapsel auf das deutlichste hervor durch *Vorauseilen* in der Markbildung, und auch im Stabkranz des Vorderhirns läßt sich ihr Verlauf gegen die vordere Zentralwindung deutlich erkennen, wennschon sie hier (vgl. S. 20) durch die in der Entwicklung, also auch Markbildung, vorauseilenden zugeordneten sensiblen Bahnen (Hauptschleife) teilweise überdeckt werden. Aber auch in einer anderen Beziehung waren meine Befunde am fetalen Rückenmark von prinzipieller Bedeutung: das der Pyramidenseitenstrangbahn nach außen anliegende, von mir *„direkte Kleinhirnseitenstrangbahn"* benannte Leitungssystem war das erste zentrale System, für welches (von mir) *Anfang und Ende* genau festgestellt worden sind: Im Rückenmark als Ursprünge die Ganglienzellen der CLARKESchen Säulen, im Kleinhirn die Rinde des Wurms. Höchstwahrscheinlich handelt es sich hier um ein System, welches für das Aufrechtstehen des Menschen von hervorragender Bedeutung ist. TÜRCK hatte es ja wahrgenommen, aber weder die Querschnittsform im Rückenmark noch die Endstätte im Kleinhirn, geschweige denn seinen Ursprung aus den CLARKESchen Säulen erkennen können; erst auf myelogenetischem Wege war all dies möglich. Auf TÜRCKS Abbildungen liegt das Bündel meist auf den von den Pyramidenseitenstrangbahnen eingenommenen Querschnittsteilen. Daß die offizielle Nomenklatur dieses Bündel Fasciculus cerebro-spinalis getauft hat, ohne die Seitenstränge zu nennen, finde ich wiederum im höchsten Grade unzweckmäßig, da meine Bezeichnung *„direkte* Kleinhirnseitenstrangbahn"* treffender ist und sich in der neurologischen Literatur eingebürgert hat neben der einfachen Bezeichnung als „FLECHSIGsches Bündel". Der offizielle Name ist geradezu irreführend, da es eine ganze Reihe zwischen Kleinhirn und Rückenmark verlaufender Faserzüge gibt.

Am 1. Oktober 1873 trat in meinen dienstlichen Verhältnissen eine überaus folgenreiche Veränderung ein, indem mir CARL LUDWIG an Stelle des nach Jena als ordentlicher Professor der Anatomie berufenen G. SCHWALBE die Leitung der histologischen Abteilung am Physiologischen Institut übertrug. Diese Stelle war ja nicht mehr, wie bisher, eine etatmäßige Professur, da WILHELM HIS bei Berufung an E. H. WEBERS Stelle sich ausbedungen hatte, daß die Histologie mit der Anatomie verbunden werde. — Aber die Kompetenzen blieben dieselben, so daß ich mich ganz meinen wissenschaftlichen Arbeiten widmen konnte. Auch blieb mir die Möglichkeit, histologische Kurse zu halten, welche von Studierenden und den wissenschaftlichen Arbeitern im Institut besucht wurden. Das Physiologische Institut war damals die *Weltzentrale* der experimentellen Physiologie, und Angehörige aller Kulturvölker strömten hier zusammen, nicht sowohl Studenten als meist gereifte Forscher — auch ordentliche Professoren auswärtiger Universitäten, welche mit LUDWIG zusammen exakte Versuche am Tier anstellten. Tatsächlich war meine Stelle von der SCHWALBES nicht verschieden; mir fehlte nur der Titel eines Professor extraordinarius. Die Beziehungen zum pathologischen Institut erhielt ich aufrecht. E. WAGNER stellte mir Material zur Verfügung, so daß ich auch meine Untersuchungen des kranken Nervensystems nie unterbrochen habe, da ich sie für meine myelogenetischen Studien als unentbehrlich betrachtete.

Die Einrichtungen des Physiologischen Institutes waren weit vollkommener als die des Pathologischen. Es bestand noch eine mit allen Apparaten ausgestattete chemische Abteilung, an deren Spitze ein ausgezeichneter Chemiker stand; zu meiner Zeit ED. DRECHSEL, später Professor der physiologischen Chemie in Bern. Auch die physikalische Abteilung — damals unter Dr. H. KRONECKER, späterem Ordinarius der Physiologie gleichfalls in Bern — war für mich wichtig, da hier auch Untersuchungen am lebenden Nerven angestellt wurden. Ludwig selbst leitete die größeren vivisektorischen Versuche, wobei das von ihm zur Messung des Blutdrucks konstruierte Kymographion eine wesentliche Rolle spielte. Bei jeder Versuchsreihe unterstützte ihn, neben dem unentbehrlichen trefflichen Mechaniker Salvenmoser, einer der wissenschaftlichen Arbeiter, und die Resultate wurden unter *beider*[1]) Namen veröffentlicht. Ludwig kannte kein anderes Ziel, als die Wissenschaft zu fördern, zum Heile der leidenden Menschheit. Diese Idee beherrschte ihn vollständig. Ich war selbst Zeuge, daß er zu Helmholtz äußerte: „Ich beneide dich nur um deinen Augenspiegel", zweifellos eine der bedeutendsten Leistungen der Physiologie für die praktische Medizin. Nicht in Abrede zu stellen ist, daß ein Teil der fortgeschrittenen Arbeiter im Physiologischen Institut Ländern entstammte, wo die Vivisektion gesetzlich untersagt war, eine Tatsache, welche vielfach zu Angriffen auf Ludwig verwendet wurde[2]). Indessen war dies keineswegs die Hauptursache des Weltrufes der Ludwigschen Schule, vielmehr der heilige Ernst, mit dem er alle zu fördern suchte, welche sich seiner Führung anvertrauten, wofür auch ich ihm zu unauslöschlichem Danke verpflichtet bin. Man kann wohl behaupten, daß in erster Linie Ludwig es war, der die Universität Leipzig, welche noch zu Anfang meiner Studienzeit einen mehr provinzialen Charakter trug, zur Weltuniversität erhob. In allen Kulturstaaten bekleideten seine Schüler ordentliche Professuren — gelegentlich eines Jubiläums zählten wir über achtzig, darunter auch der berühmte russische Physiologe Pawlow u. a. Für die Geselligkeit der

---

[1]) Gustav Freytag, welcher mit Ludwig befreundet war, preist dies in seinen Lebenserinnerungen als eine vornehme Selbstentäußerung — vielleicht weil er die gehässige Auslegung anderer widerlegen wollte. Er kannte Ludwig als eine durchaus vornehme Natur, wie auch wir, die wir ihm jahrzehntelang nahestanden; er war eine geistig hochstehende, äußerlich aber durchaus schlichte Persönlichkeit.

[2]) Einmal versammelte sich ein erregter Volkshaufen vor dem Institut, stürmisch Abschaffung der Vivisektion fordernd. Ludwig hatte ähnliches bereits in Zürich erlebt, wo kein Geringerer als der Rhapsode des Mitleids, Richard Wagner, der Anstifter war.

zahlreichen Arbeiter sorgte zu meiner Zeit Dr. Hugo Kronecker in selbstlosester Weise, wodurch viele Freundschaften
fürs Leben gegründet wurden. Ich erinnere mich noch gern
der Anwesenheit von Angelo Mosso, Luciani, Gaskell
(London), Bowditch (Boston), Alexander Schmidt (Dorpat),
Elias Cyon (Petersburg), Minot (New York), Stanley Hall
(Nordamerika) u. a. m., von ordentlichen Professoren nenne
ich Panum (Kopenhagen), Foster (Cambridge).

Meine im Physiologischen Institut fortgesetzten Untersuchungen über den Rückenmarksquerschnitt führten zunächst zu einer Kontroverse mit der Charcotschen Schule[1].
Ein Assistent desselben, Pierret, hatte gleichfalls die
Lokalisation einiger Spinalerkrankungen zu entwicklungs-
geschichtlichen Tatsachen in Beziehung gebracht, von der
Myelogenese war aber hier nirgends die Rede, sondern
es handelte sich um *frühere* Stadien der Entwickelung, um
die *erste* Anlage der Rückenmarksstränge in Form *markloser*
Bündel, wie sie bereits vorher Kölliker beschrieben hatte.
Da ich hierüber später im Zusammenhang berichten werde, so
will ich hier nur hervorheben, daß es vielfach überaus schwierig
ist, die Einschaltungsweise der zuerst gebildeten marklosen
Achsenzylinder genau zu bestimmen, insbesondere festzustellen, welchen Faserzügen im ausgebildeten Organ sie
entsprechen. Es sind deshalb Pierret und Charcot eine
Anzahl Irrtümer unterlaufen, welche ich hervorgehoben habe.
Pierret nahm insbesondere die Entdeckung der system-
weisen Anlage[2] der zentralen Nervenfasern für sich in
Anspruch: „Le fruit deja ancien", der Studien in der Salpetriére. Unser Leipziger Kliniker Carl Wunderlich fand
es offenbar überheblich, daß ich Anfänger einen so „geist-
vollen und berühmten Kliniker" wie Charcot zu korrigieren
wagte. Charcot selbst hat indes meine Opposition keineswegs übelgenommen. Im Gegenteil, ich kam zu ihm schließ-

---

[1] Vgl. hierüber meine „Leitungsbahnen im Gehirn und Rückenmark" 1876, S. 371 ff.

[2] Dabei waren seine Zeichnungen sämtlich grob schematisiert.

lich in ein recht erfreuliches Verhältnis[1]). Als ich 1878 sein Auditorium in der Salpetriére besuchte, wo man mich aufs freundlichste empfing, fand ich daselbst zu meiner Überraschung eine mehr als 2 m hohe Kopie einer Figur aus meinem Werk von 1876 mit der weithin sichtbaren Bezeichnung: Coup de Flechsig. Da es sich hier um einen Raum handelte, in welchem damals Ärzte aller Kulturnationen in Masse zusammenströmten, um die neuesten Lehren auf dem Gebiete der Neurologie kennenzulernen, war mir diese Exposition eine Art Genugtuung gegenüber zahlreichen Verschweigungsversuchen und Angriffen deutscher Neurologen. Leider zeigte aber gerade dieser Coup nur wenig von meinen wichtigsten Funden, da dieselben erst später publiziert worden sind. Auch PIERRET hat sich beruhigt, wie ich daraus schließe, daß eine Reihe von Jahren nach Eröffnung meiner Klinik der Generalprokurateur von Bordeaux mich aufsuchte und sich mit dem echt französischen Kompliment

---

[1] Der Zufall wollte es, daß LUDWIG, der zum Empfang der Harvey-Medaille in London weilte, bei dem Festdiner neben CHARCOT zu sitzen kam, und daß dieser sich ausführlich über meine Arbeiten aussprach, auch LUDWIG herzliche Grüße an mich auftrug. LUDWIG gewann so den Eindruck aufrichtiger Sympathie. Noch beweisender hierfür ist aber die Tatsache, daß CHARCOT vornehmen Russen, welche ihn in Paris konsultierten, besonders Epileptikern, den Rat gab, mich auf der Rückreise in Leipzig aufzusuchen. Ich bin auf diese Weise mit einer ganzen Reihe wichtiger Familien, insbesondere Funktionären am Zarenhofe, in Berührung gekommen. Es gelang mir auch, einen der letzteren scheinbar von einer seit langem bestehenden Epilepsie zu heilen. Es hatte dies zur Folge, daß auch einer der Ärzte des Zaren zu mir nach Leipzig kam, um sich über die Fortschritte der Epilepsiebehandlung eingehend zu informieren. Der Zesarewitsch war auf einer Reise durch Japan von einem Fanatiker durch einen Säbelhieb über den Kopf verwundet worden, wobei offenbar auch das Gehirn verletzt worden war, so daß Anfälle auftraten. Bezeichnend für meine Beziehungen zu diesen Kreisen ist auch, daß 1914, 14 Tage vor der deutschen Kriegserklärung an Rußland, der Gouverneur von Estland, gleichzeitig Gouverneur der wichtigen Festung Reval, mit Gattin bei mir eintraf. Er war erst wenige Tage vorher mit längerem Urlaub in der Schweiz angekommen und hatte kurz darauf den Befehl erhalten, sofort zurückzukehren — ein Beweis, daß man in den maßgebenden Kreisen Rußlands vorher nicht mit einem Krieg gegen Deutschland gerechnet hatte.

einführte, er wolle die berühmteste psychiatrische Klinik der Welt sehen. Er war auf dem Wege zum Kriminalistenkongreß in Petersburg und erwähnte mir gegenüber seine Freundschaft mit PIERRET, welcher damals die Professur der Neurologie in Bordeaux bekleidete. CHARCOTS Tod wurde mir von der Witwe angezeigt. Als ich einige Jahre nachher in Paris weilte, erzählte mir ein befreundeter Professor der Universität, daß CHARCOT vollständig vergessen sei: „tout mort". Seine Arbeiten boten allerdings zahlreiche Angriffspunkte dar.

Im Jahre 1875 habilitierte ich mich an der Universität auf Grund einer ausführlichen Darstellung der Myelogenese, welche in mein zusammenfassendes Werk[1]) „Die Leitungsbahnen im Gehirn und Rückenmark auf Grund entwicklungsgeschichtlicher Untersuchungen" (Leipzig: W. Engelmann 1876) aufgenommen worden ist.

Ich hatte nun 1876 begonnen, auch die *primären* Systemerkrankungen des Rückenmarks auf ihre feineren Lokalisationsverhältnisse zu untersuchen, wobei ich auch die überaus komplizierte Zusammensetzung der Hinterstränge d. R. studierte, ohne zunächst hier zu einer befriedigenden Lösung zu gelangen. Ich habe meine Resultate publiziert in Wagners Archiv der Heilkunde Bd. 18/19. Es sind in diesen Mitteilungen wesentliche anatomische Fortschritte enthalten, indem ich auch die Großhirnschenkel und die *innere Kapsel* myelogenetisch untersuchte. Ich habe die letztere eingeteilt in Knie, vorderen und hinteren Schenkel; im letzteren treten myelogenetisch besonders die Lage der Pyramidenbahn und die Durchquerung der Kapsel durch die Fortsetzung der Hauptschleife auf das deutlichste hervor. Die Pyramiden-

---

[1]) Zur Herausgabe vermittelte der um die Universität hochverdiente Kultusminister Freiherr VON FALKENSTEIN aus der König Johann-Stiftung einen erheblichen Zuschuß, welcher die Ausstattung des Werkes mit zahlreichen Tafeln ermöglichte. Dasselbe war nach wenig Jahren vergriffen; ich konnte mich aber nicht entschließen, eine Neuauflage drucken zu lassen, da ich eine viel umfänglichere Darstellung des gesamten Zentralnervensystems plante. — Die systematische Darstellung, Teil B der vorliegenden Schrift, enthält alle wichtigen Resultate bis zu den neuesten.

bahn durchläuft als kompakter Strang die innere Kapsel und
wird allmählich umhüllt, besonders nach hinten von den
Fortsetzungen der Hauptschleife. — Beide stellen ein konjugiertes Strangpaar FLECHSIG dar, d. h. zusammenarbeitende
Fasersysteme, deren eines motorisch, deren anderes sensorisch
ist. Der Begriff ist heuristisch wichtig. — Beide treten dicht
nebeneinander in das Centrum semiovale ein und gelangen so
in die Zentralwindungen. Hiermit war eine klare Auffassung
des von CHARCOT eingeführten Begriffs des *carrefour sensitif*
ermöglicht. Schon TÜRCK hatte in den hinteren Umgebungen
des Sehhügels eine Gegend gefunden, deren Zerstörung
Hemianästhesie im Gefolge hat. CHARCOT hatte diese Ideen
noch erweitert, indem er dort einen Durchgangspunkt *aller*
Sinnesleitungen annahm, welchen er eben carrefour sensitif
nannte. Die Hemianästhesie der Haut brachte er in Verbindung mit den in die basalsten Abschnitte der hinteren
inneren Kapsel eintretenden äußeren Bündeln des Hirnschenkelfußes, welche schon MEYNERT, zufolge mehrfachen
Irrtums, aus den Hintersträngen des Rückenmarks bzw. der
Hinterstrangkreuzung abgeleitet hatte, indem er sie nach
der Kreuzung zunächst in die äußersten Bündel der Pyramiden
und von da in die äußeren Bündel des Hirnschenkelfußes
übergehen ließ. CHARCOT nannte dieses vermeintliche sensorische Bündel TÜRCK zu Ehren *Türcksches Bündel.* Meine
myelogenetischen Befunde stürzten jedoch diese Irrlehre und
erwiesen, daß die hinteren Bündel der inneren Kapsel, deren
Zerstörung Hemianästhesie macht, in Wirklichkeit aus dem
Thalamus austreten und in letzterem besonders durch den
ventrolateralen Kern[1]) mit der *Hauptschleife* zusammenhängen. Es gelang mir anderseits auch nachzuweisen, daß
im hinteren Teil der inneren Kapsel auch die *optische* Leitung
passiert, nachdem sie aus dem äußeren Kniehöcker aus-
getreten ist (primäre Sehstrahlung FLECHSIG) und daß die
Hörstrahlung FLECHSIG dicht davor die innere Kapsel kreuzt,
so daß also das carrefour sensitif für diese drei höheren Sinne

---

[1]) Vgl. Thalamus, S. 82.

wirklich existiert; das TÜRCKsche Bündel hat aber damit nichts zu tun, da es nicht cortico-petal, sondern cortico-*fugal* leitet, und zwar von der Schläfenlappenrinde zur Brücke und zum Kleinhirn, „temporale Großhirnrinden-Brückenbahn" FLECHSIG. Ich habe CHARCOTS Idee vom carrefour sensitif zwar wesentlich modifiziert, aber doch in dieser veränderten Form als haltbar erwiesen. Die sekundären Degenerationen lieferten auch in diesen Regionen glänzende Bestätigungen der myelogenetischen Befunde. Die myelogenetische Zerlegung der *inneren Kapsel*, dieses Schlüssels zum Vorderhirn, gibt aber weit klarere und übersichtlichere Bilder als die Pathologie, tatsächlich wieder eines der *glänzendsten Resultate* der myelogenetischen Methode. Es gelang mir auch, ein Rückenmark zu finden, in welchem beide Pyramiden total ungekreuzt in die Vorderstränge übergingen, die Pyramidenkreuzung also gänzlich fehlte. Offenbar ist diese Verlaufsweise die Ursache, weshalb gelegentlich, wenn auch selten, eine zur Hirnläsion *gleichseitige* Hemiplegie gefunden wird, anstatt der regulären gekreuzten. Der Gegensatz hierzu ist, daß alle Pyramidenfasern sich kreuzen, was aber *klinisch* nicht erkennbar ist. Besonders wichtig ist hierbei, daß die sogenannte obere Pyramidenkreuzung überhaupt nichts mit den Pyramiden zu tun hat. Als ich bestimmt in Abrede stellte, daß diese Kreuzung überhaupt an die Pyramiden Fasern abgibt, welche darin bleiben und zum Vorderhirn ziehen, erklärte mir der überaus besonnene JAKOB HENLE in Göttingen, welcher zuerst eine meiner Abbildungen in sein durch Objektivität ausgezeichnetes Lehrbuch der Hirnanatomie aufgenommen hatte, kategorisch, er könne meine Methode nicht mehr für zuverlässig halten, da er sich bestimmt überzeugt habe, daß die Hinterstrangkreuzung Bündel an die Pyramiden abgebe. Solche existieren ja zweifellos, aber sie gehen nur hindurch und gelangen als Fibrae arcuatae externae in den gekreuzten Strickkörper und hierdurch ins Kleinhirn. Ein anderer Teil geht (aus den Kernen der zarten [GOLLschen] Stränge und aus den inneren Keilstrangkernen) in die Olivenzwischenschicht FLECHSIG über und wird zur Hauptschleife. WERNICKE hat deshalb die obere Pyramidenkreuzung in Schleifenkreuzung umgetauft, was aber nicht ganz zweckmäßig ist, da ein großer Teil der sich kreuzenden Bündel nicht in die Schleife gelangt. Indem die Myelogenese dies aufdeckt dadurch, daß die kreuzenden Hinterstrangbündel schon *vor* den Pyramiden markhaltig werden, so ist gerade hier die myelogenetische Methode allen früher angewandten weit überlegen. Ihre Resultate wurden aber auch glänzend bestätigt durch einen Fall von sekundärer Degeneration der Hauptschleife im Anschluß an einen Herd in der Großhirnrinde, obere zwei Drittel der 1. hinteren Zentralwindung. Hier waren 1. die Schleifenbündel gänzlich geschwunden (s. Fall HÖSEL), die *Kleinhirn*bündel der Hinterstränge (im Corpus restiforme) offenbar völlig intakt. HENLE war also im Irrtum, obwohl er das Eindringen der Hinterstrangbündel zwischen die Pyramiden wohl richtig gesehen, ihren weiteren Verlauf aber nicht wahrgenommen hatte. Die Zerlegung der oberen Pyramidenkreuzung ist geradezu eine Glanzleistung der Myelogenese. Da gleiche Irrtümer auch an anderen Stellen der Zentralorgane vorgekommen sind, so bin ich hier näher darauf eingegangen.

Ende 1877 traten in meinen akademischen Verhältnissen wichtige Veränderungen ein. Ich wurde nicht nur zum Professor extraord. ernannt, sondern die Fakultät schlug mich auch dem Ministerium für den zu gründenden Lehrstuhl der Psychiatrie vor. Dieser war seit dem Tode des berühmten HEINROTH, d. h. über ein Menschenalter, unbesetzt geblieben. Naturgemäß rief diese Maßnahme in psychiatrischen Kreisen unliebsames Aufsehen hervor, warteten doch eine ganze Reihe tüchtiger Psychiater auf eine Berufung, wobei die Leipziger Stelle ganz besonders in Betracht kam. Es bedeutete tatsächlich einen Bruch mit dem Herkommen, daß man eine Persönlichkeit ins Auge faßte, welche niemals an einer psychiatrischen Anstalt Dienste geleistet, während es sich doch gerade bei der Psychiatrie um eine eminent praktische, empirische Disziplin handelt, welche langjährige Erfahrung voraussetzt. Indessen lagen die Verhältnisse in Leipzig so eigenartig, daß bei näherer Betrachtung der Schritt der Fakultät wohl begreiflich erscheint. Die Schaffung einer psychiatrischen Klinik hatte schon lange die Fakultät und die Regierung beschäftigt. Schon vor 1866 hatten die Landstände eine große Summe bewilligt, und kein Geringerer als E. H. WEBER hatte als Dekan ein ausführliches Gutachten erstattet. Infolge des 1866er Krieges mußte aber Sachsen eine Kriegsentschädigung von 10 Millionen Talern an Preußen zahlen, und man verwandte hierfür auch die für die psychiatrische Klinik bestimmten Gelder. Erst gegen 1876 gestatteten die Landesfinanzen wieder die Aufnahme des Projektes, aber die Stände bewilligten jetzt bedeutend weniger; während man vorher eine große Landesirrenanstalt zu bauen gedachte, beschränkte man sich jetzt auf ein rein klinisches Institut. Die Fakultät, vom Ministerium gedrängt, beauftragte nun eines ihrer vertrauenswürdigsten Mitglieder, CARL THIERSCH, auf der bevorstehenden Versammlung deutscher Naturforscher und Ärzte in München Erkundigungen einzuziehen, wen man wohl vorschlagen könne. Der Zufall wollte, daß THIERSCH in München zuerst seinem früheren Erlanger Kollegen ADOLF KUSSMAUL begegnete, dessen klassisches Werk über die Störungen der Sprache soeben erschienen war. In langjährigem Umgang hatte THIERSCH die wissenschaftliche und persönliche Zuverlässigkeit KUSSMAULS kennengelernt und vertraute deshalb voll seinem Urteil. KUSSMAUL hatte offenbar meine ,,Leitungsbahnen'' u. a. gründlich studiert und darin — wie der geniale innere Kliniker FRERICHS in Berlin — Tatsachen gefunden, welche ihm höchst bedeutungsvoll erschienen und lenkte deshalb THIERSCHS Aufmerksamkeit sofort auf mich. So berichtete dieser denn bei seiner Rückkehr der Fakultät in KUSSMAULS Sinne. Ich kam an zweiter Stelle auf die Vorschlagsliste und erhielt den Ruf, zugleich aber auch mehrere Jahre Urlaub, um durch Besuch mustergültiger Anstalten den Neubau der Klinik vorzubereiten

und die verschiedenen Strömungen in der Psychiatrie kennenzulernen. Die Fertigstellung der Klinik hat sich denn auch
nicht weniger als 4 Jahre hinausgezogen. Ich begab mich
sofort auf die Wanderung, zunächst zu den Griesinger-
Schülern Carl Westphal und Ludwig Meyer in Göttingen.
Ich verehrte Griesinger schon lange, da unser Carl Wunderlich in seinen freiwillig übernommenen Vorlesungen über
Psychiatrie den ihm innig befreundeten Griesinger als das
Muster eines klinischen Forschers und Lehrers gefeiert hatte
und Griesingers Lehrbuch der Psychiatrie mir dieses Votum
voll bestätigte. Die vielen Angriffe, welche führende psychiatrische Praktiker gegen Griesinger gerichtet hatten, konnten
mich nicht irre machen. Es handelte sich hierbei hauptsächlich um die den psychiatrischen Kliniken am besten zu
gebende Form. Griesinger hatte hierfür sogenannte Stadt-
asyle in Vorschlag gebracht, die sich nicht erheblich von gut
eingerichteten inneren Kliniken unterscheiden sollten; die
maßgebenden Führer der deutschen Psychiatrie hielten aber
eine angenehme landschaftliche Umgebung mit reichlichen
Arbeitsgelegenheiten, schönen Gärten u. dgl. für unentbehrlich. Hiervon konnte nun in Leipzig überhaupt nicht
die Rede sein; der Hauptgesichtspunkt blieb doch ein
möglichst tief eindringendes klinisches Studium der Geisteskrankheiten und das Auffinden geeigneter ärztlicher Behandlungsmethoden, wozu die Aufnahme möglichst vieler
„frischer" Fälle unentbehrlich ist. Ein Asyl für Unheilbare
war nicht geplant. In diesem Sinne studierte ich die Anstalten
Deutschlands, Österreichs, der Schweiz (das schöne neue
Königsfelden), Belgiens und Frankreichs, besonders die
Pariser Aufnahmeanstalten. Ich wanderte zunächst zu Fuß
von Bonn am Rhein über Basel in die Schweiz, um wieder
schlafen zu lernen; ich war gewohnt, bis 2 Uhr morgens zu
arbeiten und hatte vollständig die Fähigkeit verloren, früher
einzuschlafen. Erst in Heppenheim an der Bergstraße stellte
sich der normale Schlaf wieder ein — die Ernennung zum
Psychiater hatte mich tatsächlich gerettet.

Ich erhielt nach meiner Rückkehr die Erlaubnis, die Irren-
abteilung des alten Jakob-Spitals am Rosenthal zu Studien-
und zu Lehrzwecken zu benützen und arbeitete nun wieder im
Pathologischen Institut, wo jetzt J. Cohnheim[1]) und Carl
Weigert herrschten, letzterer bereits mit seiner Hämatoxylin-
färbung der Markscheiden beschäftigt. Cohnheims Vorlesungen, welche bekanntlich vollständig auf der Höhe standen —
besonders die pathologischen Demonstrationen —, waren überaus instruktiv; auch überließ er mir interessante Hirnfälle zu
näherem Studium, so daß ich in der Lage war, die Zeit bis
zur Eröffnung meiner Klinik zweckmäßig auszufüllen.

Am 4. März 1882 hielt ich meine Antrittsvorlesung, wobei
ich naturgemäß an Heinroth anknüpfte und die Meinungs-

---

[1]) A. von Strümpell hat in seiner Autobiographie erörtert, weshalb Weigert nicht der Nachfolger Cohnheims geworden sei. Da
Strümpell damals nicht der Fakultät angehörte, war er nicht unterrichtet über den wirklichen Hergang. Cohnheim starb 1884 zu Anfang
der großen Ferien, und die Fakultätsmitglieder waren zum Teil schon
abgereist. Die in Leipzig anwesenden fünf, darunter auch ich, traten
sofort zusammen und beschlossen, Robert Koch als Vertreter der
allgemeinen Pathologie, Carl Weigert als Professor der speziellen
pathologischen Anatomie vorzuschlagen und zunächst einen Ver-
trauensmann zu Koch zu schicken, um ihn bezüglich seiner Bereit-
willigkeit zur Annahme des Rufes zu befragen. E. Wagner übernahm
dies und reiste nach Berlin. Koch war sehr erfreut über den zu-
gedachten Ruf und erklärte zu kommen, sofern ihn seine vorgesetzte
Behörde (Koch war damals Regierungsrat im Preußischen Ministerium des Innern) entließe. Er begab sich deshalb zu Bismarck;
dieser aber erklärte ihm kategorisch: „Ich lasse Sie nicht fort, *ich
brauche Sie gegen* Virchow." Die Fakultät bemühte sich vergeblich,
unser Ministerium zu bestimmen, mit Bismarck in Verhandlung zu
treten. Diese kleine Episode zeigt für den Eingeweihten deutlich,
wie gut Bismarck Personen seiner Umgebung einzuschätzen vermochte. R. Koch erhielt eine ordentliche Professur und ein glänzendes
Institut. Weigert hatte das Nachsehen, das Ministerium lehnte
seine Ernennung ab. Bebel brandmarkte dies im Landtag als
Antisemitismus — es lagen aber ganz andere Motive zugrunde.
Weigert ging es ähnlich wie dem von der Fakultät vorgeschlagenen
ausgezeichneten Pathologen von Recklinghausen-Straßburg, welchem das Ministerium einen so kühl gehaltenen Ruf sandte, daß
derselbe daraufhin ablehnte mit der Motivierung, daß er aus dem
Brief ersehe, er sei dem Ministerium nicht willkommen. Das letztere
hatte tatsächlich schon längst seinen eigenen Kandidaten.

unterschiede betonte, welche zwischen ihm und der neueren Psychiatrie bestehen. HEINROTH führte die Entstehung von Geisteskrankheiten in der Hauptsache auf moralische Faktoren zurück: Sünde, Abfall von Gott, freiwilliges Sichversetzen in geistige Unfreiheit u. dgl., wovon in der modernen Psychiatrie selbstverständlich kaum noch etwas zu finden ist, es sei denn, daß man Alkoholismus, sexuelle Infektionen u. dgl. vom rein moralischen Standpunkte aus würdigt. Obschon HEINROTH es meisterhaft verstanden hatte, auch im Auslande den Eindruck zu erwecken, daß seine Ideen und Behandlungsmethoden von einem Geist der Milde und aufrichtiger Humanität beseelt seien, gleich denen eines PINEL, welcher „den Irren von Paris die Ketten abnahm", so kann doch von einer milden Behandlung bei HEINROTH nicht die Rede sein. Die Überlieferungen weisen *durchaus nicht* darauf hin. Nichtsdestoweniger war seine Popularität besonders in kirchlichen Kreisen noch so groß, daß sich im Anschluß an meinen Vortrag sofort ein Komitee bildete, welches öffentlich zur Schmückung und Reparatur von HEINROTHS Grab aufforderte und dieses Ziel auch sofort erreichte, so daß ich meinem Vorgänger tatsächlich zu einer Ehrung verholfen habe, die ich ihm von Herzen gönne.

Im Frühjahr 1882 konnte ich endlich meine Klinik beziehen, und am 2. Mai fand die feierliche Eröffnung statt. Da kaum 500 000 Mark für Bauwerk und innere Einrichtung übrigblieben, mußten einzelne Räume zunächst sehr bescheiden ausfallen, insbesondere das Auditorium in Erwartung eines späteren Neubaues. Auch Isolierpavillons zur Unterbringung von Infektionskranken konnten zunächst nicht gebaut werden. Doch wurde dieser fühlbare Mangel bald ausgeglichen, da *König Albert* die Klinik kurz nach Eröffnung besuchte, den Fehler sofort selbst bemerkte und den mitanwesenden Kultusminister anwies, die zur Ergänzung notwendigen Mittel, zunächst für die Isolierpavillons, in den nächsten Etat einzustellen. Dies geschah auch, und die Mittel wurden bewilligt. Ein mit allem modernen Beiwerk ausgestattetes

Auditorium und Laboratorium wurde allerdings erst nach längerer Zeit bewilligt und 1900 eingeweiht.

Wenig günstig für den Anfang war, daß die Klinik in den Vorlagen für die Landstände immer als *„Irrenklinik"* geführt worden war und demgemäß auch unter dieser Bezeichnung eröffnet wurde; ich bemühte mich, diesen Namen zu ändern, dies gelang aber erst bei der Vakanz der Professur für innere Medizin, wo die Bezeichnung „Psychiatrische und Nerven-Klinik" eingeführt wurde. Dem Volk erschien dieser Name offenbar zu umständlich, und so wurde sie allgemein einfach „bei Flechsig" getauft, ein Name, der auch nach meinem Abgange noch vielfach gebraucht wurde. Günstig für die öffentliche Wirksamkeit der Klinik waren die niedrigen Verpflegsätze; der sächsische Staat betrieb auf diesem Gebiet ernsthafte Sozialpolitik, kostete doch die Gemeinden ein Kranker in den Landesirrenanstalten 33 Pfennige pro Tag, die Familien bezahlten 66 Pfennige in der III. Klasse, Preise, gegen welche die späteren geradezu als gesellschaftsfeindlich erscheinen. Ich habe es durchgesetzt, daß die Verpflegsätze der Klinik allezeit denen der Landesanstalten angepaßt wurden, nicht ohne deshalb allerhand gemeinen Verdächtigungen ausgesetzt zu sein.

Nach der Eröffnung der Klinik war es nun auch möglich, wissenschaftliche Forschungen in größerem Maßstabe anzustellen, und es meldeten sich auch bald zahlreiche Mitarbeiter aus allen wichtigen Kulturstaaten, trotz Mangel eines wirklichen Laboratoriums. Der erste war BEEVOR aus London, der später mit HORSLEY zusammenarbeitete. Schon seine Kron-Vorlesungen beweisen seine hervorragende Tüchtigkeit. Alsbald folgte DARKSCHEWITZSCH, später Professor in Moskau, nach welchem der Kern dieses Namens benannt ist; der Pädiater FRANCOTTE aus Brüssel, BLANCHARD aus Paris, HLWAS aus Stockholm, ganz besonders war aber der Zuzug zahlreicher russischer Forscher von Bedeutung: TSCHISCH aus Petersburg, später in Dorpat, JAKOWENKO, POPOFF aus Odessa, SCHTSCHERBAK aus Warschau, BLUMENAU aus

Petersburg, KLIMOFF aus Kasan, DONALSON, jetzt Direktor des Wistar-Instituts in Philadelphia, OLGA LEONOWA aus Petersburg, MARTINOTTI, Assistent LOMBROSOS, Turin, RASCHID BEI, jetzt Professor in Konstantinopel, und viele andere.

Die wissenschaftlichen Arbeiten der ersten Zeit der Klinik waren naturgemäß überwiegend der *Pathologie* des Nervensystems gewidmet. Die Myelogenese trat zunächst etwas zurück. Eine besondere Aufgabe erwuchs mir durch eine Krankheitsform, welche mit der in Leipzig hochentwickelten Gummifabrikation zusammenhing. Es wurden in nicht unbeträchtlicher Zahl Arbeiter zugeführt, welche mit der Vulkanisierung des Kautschuks beschäftigt gewesen waren. Die sich hierbei entwickelnden giftigen Dämpfe von Schwefelkohlenstoff, Chlorschwefel usw. führen bei mangelhaften Abzugswegen zu verschiedenen Nervenerkrankungen, darunter auch ausgesprochene Psychosen, meist heilbaren, aber gelegentlich auch unheilbaren Formen. Es gelang mit der bereitwilligst gewährten Hilfe des Stadtbezirksarztes, diese Gefahrenquelle durch Verbesserung der Ventilationsreinrichtungen zu beseitigen, so daß die betreffenden Krankheitsformen fast verschwanden. Auch die Hysterie beschäftigte uns vielfach, für welche in jener Zeit als Heilmittel die Kastration empfohlen wurde. Ich habe mich überzeugt, daß diese Therapie Nutzen bringen kann da, wo wirklich palpable Erkrankungen der inneren Sexualorgane zugrunde liegen, daß aber bei Entfernung der gesunden Ovarien die unangenehmen Folgen bei weitem überwiegen.

Für die Behandlung der Epilepsie habe ich eine Methode angegeben, welche vielfach kurz als FLECHSIG-Kur bezeichnet wird, die sogenannte Opium-Brom-Kur. In einer Reihe von bisher mit den verschiedensten Methoden erfolglos behandelten Fällen brachte sie die Krankheit zum Stillstand. Es wurden auch von meinem Assistenzarzt LAUDENHEIMER genaue Untersuchungen über den Bromstoffwechsel angestellt, welche zu interessanten Aufschlüssen führten, doch würde es mich zu weit führen, hier auf diese subtilen Verhältnisse genauer einzugehen.

Was die progressive Paralyse anlangt, so habe ich immer Syphilis als Hauptursache betrachtet und demgemäß *vom ersten Anfang an* Quecksilberbehandlung, meist in Form von Schmierkuren, durchgeführt. Die Resultate waren bei zeitiger Inangriffnahme gelegentlich recht günstig. Es wurden tatsächlich auch Dauerheilungen erzielt, so daß die Betreffenden wieder dauernd ihrem Beruf nachgehen konnten, freilich bei weitem nicht so viel, als von den modernen Methoden berichtet wird.

Was die Tabes dorsalis anlangt, so habe ich 1890 in einem kurzen Artikel des Neurologischen Zentralblattes Nr. 2 und 3 Stellung genommen zu einem Angriff LEYDENS auf die primären Systemerkrankungen in meinem Sinne, d. h. die Erkrankung einzelner myelogenetischer Systeme. Offenbar hatte LEYDEN die Bedeutung der myelogenetischen Differenzierungen in keiner Weise erfaßt und hielt seine Unterscheidung von Erkrankungen des motorischen und sensorischen Systems für weit wichtiger und exakter. Dazu gehört nun freilich nicht viel; man kann aber andererseits von einem inneren Kliniker — bei der Umfänglichkeit seines Gebietes — nicht erwarten, daß er sich in Speziallehren wie die Myelogenese gründlich vertieft.

Die Untersuchung des Gehirns von Choreakranken, zusammen mit JAKOWENKO, hat bemerkenswerte Befunde im Linsenkern ergeben, vermutlich Abbauprodukte in Form von geschichteten Körperchen in Kugelform, in perlschnurartigen Reihen usw. (vgl. Verhandlungen des 7. Kongresses für innere Medizin. Wiesbaden: Bergmann). Diese Kranken hatten alle an Chorea gravis mit Delirium-acutum-ähnlichen psychischen Störungen gelitten. Die krampfhaften Bewegungen betrafen stets größere Körperteile, z. B. Streckung des gesamten Rumpfes, Streckung beider Beine. Die Krankheitsdauer betrug meist ca. 7 Wochen mit stets tödlichem Ausgang. Offenbar lagen Infektionen vor. Die Symptome sprachen für Beziehungen des Linsenkerns zum statischen System.

Die ersten *myelogenetischen* Studien nach Eröffnung der Klinik galten dem Rautenhirn. Hier begann ein wahrhaft geborener Forscher, W. VON BECHTEREW, seine ruhmvolle Laufbahn mit einer ganzen Reihe wichtiger Befunde, zunächst im Gebiete der Formatio reticularis der Oblongata, deren Ganglienzellgruppen er neu ordnete. Durch Präparation des fetalen peripheren Octavus fand er die ungleichzeitige Myelogenese in Vestibularis und Cochlearis, welche gestattet, jeden dieser Nerven gesondert im Gehirn zu verfolgen. So gelang BECHTEREW der Nachweis, daß die Kerne am Boden der Rautengrube, besonders der Hauptkern FLECHSIG (Triangularis der Autoren), und eine nach außen zu gelegene Gruppe (BECHTEREWscher Kern) mit dem Nervus vestibularis in Verbindung stehen, während Tuberculum acusticum und vorderer[1]) Acusticus-Kern hauptsächlich mit dem Cochlearis zusammenhängen. Auch den DEITERSSchen Kern zählt BECHTEREW zu den Endigungen des Vestibularis, was neuerdings von C. WINKLER bestritten wird. HELD entdeckte dann, daß der DEITERSsche Kern ein sehr frühzeitig (18 cm) markhaltiges Bündel, das DEITERSsche Bündel genannt, an die Seitenstranggrundbündel des Rückenmarks abgibt. BECHTEREW fand auch eine mächtige Verbindung der großen Oliven mit dem Vorderhirn, welche in der Mitte der Brückenhaube verläuft und daher zentrale Haubenbahn genannt wurde, welche nach meinen Untersuchungen (wohl durch den roten Kern?) mit dem Corpus striatum zusammenhängt

---

[1]) Die Nerven der Otolithenorgane konnte ich myelogenetisch zunächst nicht gesondert verfolgen. Der Nerv des Sacculus gesellt sich zum Cochlearis, der Nerv des Utriculus zum Vestibularis. C. WINKLER macht (Opera omnia VII) sehr genaue Angaben über beide auf Grund von Tierversuchen, welche im Hinblick auf die MAGNUSschen Versuche über Lage- und Stellreflexe von größter Bedeutung erscheinen. Vom vorderen Acusticuskern gelangen frühzeitig zahlreiche markhaltige Fasern zur *Flocke* des Kleinhirns, dem zuerst reifenden Teil desselben (Vestibularis?).

und bei Unterbrechung absteigend degeneriert, also Erregungen des Vorderhirns (Corpus striatum?) auf die großen Oliven überträgt. Eine zweite Bahn gelangt aus der großen Olive gekreuzt in die Rinde des Kleinhirnwurms. Bei angeborenem Mangel des Kleinhirns atrophieren die großen Oliven vollständig, so daß zwischen beiden ein enger Zusammenhang bestehen muß. Ich selbst wies nach, daß das Corpus trapezoideum, dessen Zugehörigkeit zum Octavus ich bereits 1876 erkannt hatte, durch den vorderen Kern mit dem Cochlearis verbunden wird. Ich fand vom Corpus trapezoideum zunächst (22 cm) Bündel markhaltig, welche zwischen vorderem Acusticuskern und oberer Olive verlaufen (hieran könnten die Nerven des Sacculus bzw. Utriculus beteiligt sein). Da die große Mehrzahl der später Mark erhaltenden Fasern des Corpus trapezoideum an den oberen Oliven vorbeiziehen, so schloß ich, daß sie meist direkt in die laterale Schleife übergehen, wenn auch *akustische Funktionen derselben bis dahin nicht bekannt waren*. Durch spätere Untersuchungen ergab sich, daß die Fasern der lateralen Schleife zum Teil im Ganglion des hinteren Vierhügels enden, zum anderen Teil direkt in das Brachium conjunctivum posticum übergehen und in diesem zum inneren Kniehöcker verlaufen — entsprechend RAMON Y CAJALS Befunden an Silberpräparaten. Ich verkenne nicht, daß ich mit dieser Auffassung in scharfen Gegensatz trete zu den überaus sorgfältigen Untersuchungen von CORNELIS WINKLER (Gesamm. Abhandlungen Bd. VII), welcher der von MONAKOWSCHEN Auffassung zuneigt, wonach die akustische Leitung beim Menschen über das Tuberculum acusticum, *tiefe* Striae medullares, obere Oliven und laterale Schleife zum inneren Kniehöcker führt = akustische Bahn VON MONAKOWS. Indes betrafen die Untersuchungen des letzteren im wesentlichen niedere Säuger (Hauskatze), so daß sie nicht notwendigerweise unverändert auf den Menschen übertragen werden müssen, während andererseits die menschliche Pathologie entschieden für meine Auffassung spricht. Auch in

einem *von C. Winkler selbst* (Opera omnia), wenn auch nur
ganz aphoristisch, mitgeteilten Fall von Atrophie der rechten
Großhirnhemisphäre mit besonderer Beteiligung des rechten
Schläfenlappens fand sich eine sekundäre Degeneration des
rechten Kniehöckers, Brachium conjunctivum posticum,
Kern des hinteren Vierhügels, der rechten lateralen Schleife
und des Corpus trapezoideum beiderseits sowie des *linken*
vorderen Acusticuskerns mit Ganglienzellenschwund, ganz
entsprechend der Bahn des Cochlearis, welche *ich* myelogenetisch nachgewiesen habe. Über den Verlauf der akustischen Bahnen vom inneren Kniehöcker zur Großhirnrinde
besteht kaum eine wesentliche Differenz. Ich habe diesen
Teil als *Hörstrahlung* bezeichnet und die Endigungen derselben in den Querwindungen des Schläfenlappens als erster
nachgewiesen. Diese Windungen nach HESCHL zu benennen,
dürfte rein historisch insofern nicht genügend gerechtfertigt
sein, als HESCHL ihre Bedeutung bzw. ihre Stellung im
Gesamtsystem auch nicht entfernt geahnt hat. Der Zusammenhang des inneren Kniehöckers mit der Rinde der
Querwindungen innerhalb der Fossa Sylvii konnte erst einwandfrei nachgewiesen werden, nachdem es gelungen war,
lückenlose Schnittreihen durch das gesamte Gehirn herzustellen. Die hierzu erforderlichen Methoden des Härtens und
Schneidens usw. wurden erst 1893 ausgebildet, und damit nahm
die Anatomie des Vorderhirns ganz allgemein einen überaus
kräftigen Aufschwung. Von den vorher gemachten Befunden
erwähne ich noch Studien BLUMENAUS, welcher sich eingehend
mit den cerebralen Verbindungen der Hinterstrangkerne
beschäftigte, hierbei zunächst fand, daß der Keilstrangkern
myelogenetisch in zwei scharf geschiedene Abteilungen zerfällt, deren *äußere* (große Zellen) sich durch den gleichseitigen
Strickkörper mit der Kleinhirnrinde verbindet, während die *innere* Abteilung durch Fibrae arcuatae internae prosteriores teils
mit dem gekreuzten Strickkörper, teils mit der Olivenzwischenschicht und hierdurch mit der Hauptschleife, Thalamus und
Großhirnrinde zusammenhängt. Zwei außerordentlich inter-

essante Krankheitsfälle lieferten weitere Belege. Ein Fall von Agenesie der PURKINYEschen Zellen der Kleinhirnrinde (hereditäre Ataxie) ließ beiderseits besonders hochgradige Atrophie der äußeren Kerne der Keilstränge bei Intaktheit der inneren erkennen, während im zweiten bereits erwähnten Fall (HÖSEL, s. u.) Zerstörung der oberen zwei Drittel der linken hinteren Zentralwindung, neben Fehlen der gleichseitigen Hauptschleife und der Olivenzwischenschicht links, mäßige Atrophie des inneren Kerns der Keilstränge und starke Degeneration des Kerns der GOLLschen Stränge rechts auf das deutlichste hervortrat. *Diese Verteilung der Hinterstrangfortsetzungen auf Kleinhirnrinde (Wurm) und Zentralwindungen des Vorderhirns ist von fundamentalster Bedeutung, ja wirft ein helles Licht auf den Gesamtplan des Gehirns;* sie ist myelogenetisch gefunden und danach durch die Pathologie bestätigt worden. Die obere Pyramidenkreuzung entstammt hiernach den GOLLschen und inneren Keilsträngen, nicht den äußeren Keilsträngen, d. h. steht besonders auch in Beziehung zu den *unteren Extremitäten.* — BOGROFF untersuchte besonders das zentrale Höhlengrau vom 3. Ventrikel, einschließlich des Sehhügels bis zum Rückenmark, also auch die Verbindungen des Vorderhirns mit der Rautengrube. Die hierbei von ihm und anderen Institutsarbeitern gefundenen Tatsachen enthalten möglicherweise einen Schlüssel für die Übertragung von Erregungen der Vorderhirnrinde auf die lebenswichtigen Zentren des Rautenhirns bei Gemütsbewegungen usw. Mein Assistenzarzt Dr. SCHÜTZ hat dieses Material gesammelt, durch eigene Untersuchungen ergänzt (speziell auch über das Verhalten bei Paralyse) und als erster publiziert (Archiv für Psychiatrie Bd. 22, S. 3), weshalb das stärkste Längsbündel als SCHÜTZsches Bündel bezeichnet worden ist. — Ich selbst habe meine Aufmerksamkeit besonders der Myelogenese der zentralen Sinnesleitungen zugewandt, neben Octavus und Hintersträngen auch dem Opticus, worauf ich indes erst später näher eingehen werde. Verhältnismäßig früh tritt aus den Nuclei dentati ein in die oberen Kleinhirnstiele übergehendes Fasersystem hervor (32—35 cm), welches *lediglich aus dem dorsalen Blatt* dieser grauen Masse entspringt. Es verliert im roten Kern sein Mark. Offenbar handelt es sich hier um eine der Leitungen zum Vorderhirn, höchstwahrscheinlich zum Linsenkern; ein zweites markhaltiges Bündel aus dem *ventralen* Blatt folgt später nach, wohl zum Thalamus. Die Windungen des Wurms beginnen mit 27 cm mit der Markbildung. Die Markbildung in den Hemisphären beginnt später an der Grenze des Wurms, indem hier, besonders in der vorderen Hälfte, markhaltige Assoziationssysteme aus dem Wurm in die Hemisphärenrinde eindringen. Aus dem Grenzgebiet des Wurms geht auch das erste System der Brückenschenkel hervor (*Haubenbündel* der Brücke, *spinale* Brückenschenkel FLECHSIG), ein uralter Besitz der Säuger, welcher in die vordere Brückenabteilung übertritt, hier aber nicht endet sondern sich in der Raphe kreuzt und hiernach von der Mittellinie aus in die *Formatio reticularis* des Haubenteils der Brücke übergeht, von wo aus auch Leitungen zum *Rückenmark* entspringen. Es dürfte hierin die wichtigste Verbindung der Kleinhirnrinde mit peripheren Endorganen (quergestreifte Muskulatur des Stammes) gegeben sein. Viel später ummarken sich die massigen Bündel der Brückenschenkel, welche ich als *cerebrale* bezeichnet habe; sie sind phylogenetisch *viel jüngeren Ursprungs*, beim Menschen aber am stärksten ausgebildet. Sie verbinden das große Ganglion der vorderen Brückenabteilung mit der Rinde der Hemisphären, einesteils der Tonsille, andernteils der hinteren Lappen, „Äquatorialzone" des Kleinhirns, FLECHSIG. Diese Bahnen werden erst mehrere Monate nach der reifen Geburt markhaltig; sie stellen die indirekte Fortsetzung der TÜRCKschen und ARNOLDschen Bündel des Vorderhirns dar.

Unter den vielen illustren Besuchern meiner Klinik befand sich auch THEODOR MEYNERT, welcher mir mehrere Tage widmete und so hinreichend Zeit fand, mir unter vier Augen seine Anschauungen über Hirnforschung und Psychiatrie darzulegen, eine unvergeßliche Erinnerung. Es hatte sich zwischen uns nach anfänglichen Dissonanzen ein wirklich freundschaftliches Verhältnis entwickelt. Seine große Bedeutung lag nicht auf dem Gebiete der Detailforschung; daß er sich hier wiederholt irrte, nimmt seinem Werk nicht den epochalen Charakter. Er war es, der Geist und Leben in die Hirnforschung brachte, der auch das tote Gehirn sprechen machte. Daß er auch vielfach mißverstanden wurde, war bei dem gewaltigen Fortschritt, den er anbahnte, unvermeidlich. Er bemühte sich ernstlich, mich an SCHLAGERS Stelle nach Wien zu bringen, indes verspürte weder ich Neigung dahin überzusiedeln, noch hatte die österreichische Regierung je die Absicht, den in Graz wirkenden ausgezeichneten Psychiater VON KRAFFT-EBING zu übergehen, zumal angeblich die Kaiserin die Berufung desselben nach Wien wünschte. Ich habe es auch nie bereut, in Leipzig geblieben zu sein.

Ein weiterer Besuch von Bedeutung war der italienische Unterrichtsminister BIANCHI, ein hochverdienter Hirnforscher, auf welchen ich später noch zurückkommen werde. Noch im Weltkriege gehörte er dem italienischen Ministerium an. — Besonderes Interesse erweckte aber ein Professor WILSON, der sich als Präsident der nordamerikanischen Universität Princetown einführte und um Vorschlag eines Neurologen für dieselbe bat. Ich zweifle nach seinen Angaben nicht, daß ich es mit dem späteren Präsidenten der Vereinigten Staaten zu tun hatte. Man hat zwar behauptet, daß derselbe vor Versailles nie auf das europäische Festland gekommen sei, indes, da er notorisch wiederholt England besucht hat, lag es sehr nahe, daß er im Interesse seiner Universität, vielleicht auch einer Medizin studierenden Tochter, einen Abstecher nach Leipzig gemacht hat, ohne daß dies allgemein bekannt wurde. Eine Miß WILSON hat mir später wiederholt neurologische Abhandlungen zugesandt. Ich würde dies nicht erwähnen, wäre mir nicht während der Verhandlungen in Versailles von hervorragender Seite die ehrenvolle Aufforderung zugegangen, mich beim Präsidenten WILSON zu verwenden, daß er Deutschland bessere Bedingungen beim Friedensschluß gewähre. Oh, wie gern wäre ich dem nachgekommen, aber ich zweifelte, daß der Präsident WILSON mich ernst nehmen würde. Wie man dahinter gekommen ist, daß WILSON mich einmal besuchte, ist mir freilich ein Rätsel geblieben, da seine Anwesenheit in Leipzig die Öffentlichkeit in keiner Weise beschäftigt und ich nie davon gesprochen hatte. Ich vermute, daß der berühmte Nervenarzt WEIR MITCHELL, der öfters amerikanische Neurologen an mich empfahl und der WILSON behandelte, ihn auf mich aufmerksam gemacht hat.

Wir näherten uns mit unseren myelogenetischen Studien allmählich der Vorderhirnrinde. Gewissermaßen als Vorläufer diente der bereits erwähnte Fall von Zerstörung der oberen zwei Drittel der linken Zentralwindung, welcher, in der dritten Lebenswoche entstanden, erst 52 Jahre später zur Sektion kam, gewiß eine Seltenheit allerersten Ranges. Die Natur hatte hier alle überhaupt möglichen Konsequenzen gezogen in Form von sekundären Degenerationen und Atrophien der mit dem zerstörten Hirnteil zusammenhängenden Leitungsbahnen und Zentren. Dr. HÖSEL[1] brachte mir das Gehirn aus Hubertusburg und bearbeitete dasselbe mit der ihm eigenen außerordentlichen Sorgfalt in meinem Laboratorium. Ich muß gestehen, daß ich erst durch die hierbei gewonnenen Resultate eine wirklich klare Vorstellung über die Einschaltung der Zentralwindungen in den Gesamtmechanismus des Gehirns bekommen habe. Abgesehen von der nur Bekanntes bestätigenden Degeneration der linken Pyramidenbahn[2] und ihrer Rückenmarksverbindungen trat

---

[1] Gestorben als Vortragender Rat im Königlichen Ministerium des Inneren, wo ihm das Dezernat über die Landesirrenanstalten übertragen war.

[2] Es war auch der an die hintere Zentralwindung unmittelbar angrenzende Stabkranz der vorderen Zentralwindungen etwas betroffen. Im Rückenmark war auch die linke *vordere* Seitenstranghälfte etwas weniger umfangreich als rechts, so daß auch hier Leitungen liegen müssen, welche mit der zerstörten Zentralwindung irgendwie zusammenarbeiten (s. oben).

vor allem die rückläufige Atrophie bzw. der vollständige Schwund der *Hauptschleife* bis in den gekreuzten Trigeminuskern des Rautenhirns und in die bereits erwähnten Hinterstrangkerne hervor. Diese Defekte mußten von den Zerstörungsstellen der degenerierten Bahnen abhängig sein, insbesondere der überaus gründliche Schwund der Hauptschleife. Einem Defekte der Hinterstrangkerne, wie er hier zutage trat, bin ich nie wieder in gleicher Schärfe begegnet. Außerdem fand sich eine Atrophie des linken roten Kerns, des rechten oberen Kleinhirnstieles und der rechten Kleinhirnhemisphäre. Da die rechtsseitigen Extremitäten während des ganzen Lebens infolge auch von Contracturen usw. nicht gebraucht worden waren, hätte man auch an Gebrauchsatrophien von der Peripherie her denken können. Bemerken will ich noch, daß der fragliche porencephalische Herd hauptsächlich die hintere Zentralwindung betraf, die angrenzenden Parietalwindungen aber nach den mir vorliegenden Präparaten intakt ließ. Die hier gemachten Befunde hat Hösel später im Archiv für Psychiatrie in extenso veröffentlicht. Ich selbst ergänzte sie durch Untersuchungen der Originalpräparate. Sie erwiesen sich von um so größerer Bedeutung, als wir — besonders mein sehr geschickter Famulus H. Mädler — im Laboratorium mehr und mehr eine zuverlässige Methode zur Herstellung nach Weigert-Paal gefärbter lückenloser Schnittserien ausgebildet hatten. Ich bevorzugte hierbei *Sagittalschnitte* durch das *gesamte* Gehirn und halte dies für eine der Hauptursachen, daß ich Resultate erzielte, welche der mit Frontalschnitten arbeitenden Hirnforschung weit vorauseilten. Die Stellung speziell der Zentralwindungen im Gesamtmechanismus läßt sich nur mittels Sagittalreihen klar erkennen. Frontalschnitte, wie sie ganz besonders auch von Monakow anwandte, verleiten vielfach zu falscher Bestimmung der myelogenetisch sich sondernden Fasersysteme. Erst 1894 kam ich selbst in Besitz von Schnittreihen, welche einen Überblick über das Gesamthirn ermöglichten. Ich hatte noch 1893, einer Aufforderung folgend, einen neuen Hirnplan für die Weltausstellung in Chicago — Unterrichtsabteilung — entworfen, welcher meine damaligen, mit denen meiner späteren Gegner übereinstimmenden Anschauungen klar darstellte (Verteilung der Projektionssysteme, sensorische und motorische Leitungen, Thalamus-Stabkranz usw. über die gesamte Großhirnrinde), aber kaum war diese mühevolle Arbeit an ihrem Bestimmungsort angelangt, so mußte ich sie selbst für unbrauchbar erklären, da mir an der wohlgelungenen Schnittserie eines ca. 1 Monat alten, vermutlich zu früh geborenen Kindes die *Beschränkung der corticalen Endigungen der Sinnesleitungen auf wenige Windungsgruppen*, jedenfalls auf den kleineren Teil der Hirnoberfläche, überraschend deutlich entgegentrat. Es handelte sich hier um die Riechsphäre im Uncus des Schläfenlappens, zu welcher deutlich der markweiße äußere Riechstreifen zu verfolgen war, der Fornix longus zwischen basalem Riechfeld und Gyrus hippokampi, um das Bündel β des letzteren FLECHSIG, um den Stabkranz der Zentralwindungen, um ein vom äußeren Kniehöcker ausstrahlendes Faserblatt (primäre Sehstrahlung FLECHSIG), welches in der Rinde ausschließlich im Gebiet des VICQ D'AZYRschen Streifens des Hinterhauptslappens endet und um *einen bis dahin gänzlich unbekannten Faserzug*, welcher von der Gegend des inneren Kniehöckers ausgehend, nach Durchquerung der hinteren inneren Kapsel, zum Teil von unten her in das Mark des Schläfenlappens eintritt und sich hier links ausschließlich in der vorderen Querwindung desselben, rechts auch in der hinteren, verbreitet (Hörstrahlung FLECHSIG). Schon dieser erste Befund an dem Vorderhirn eines nicht ganz reifen Kindes legte mit größter Wahrscheinlichkeit den Schluß nahe, daß die zuerst sich ummarkenden Bündel des Stabkranzes ausschließlich zu Sinnesleitungen gehören, welche mit den *peripheren Sinneswerkzeugen* in relativ direktem Zusammenhang stehen; — war doch schon durch pathologische Beobachtungen besonders HENSCHENS festgestellt, daß im Bereich des VICQ D'AZYRschen Streifens die Sehsphäre zu suchen sei, hatte doch der Fall

HÖSEL einwandfrei den Zusammenhang der Zentralwindungen mit der Hinterstrangschleife bewiesen, hängt doch der Uncus zweifellos mit dem Riechapparat zusammen, und hatten wir doch die zentrale Bahn des Hörnerven von unten her bereits bis zum inneren Kniehöcker verfolgt. Hiermit ergab sich einwandfrei: *Die erste markhaltige Bahn eines jeden Hirnlappens ist eine Sinnesleitung!* Ein heuristischer Gesichtspunkt allerersten Ranges, sowohl anatomisch als funktionell. Bei der Weiterverfolgung dieser Befunde ergaben sich nun an sechs weiteren Gehirnen Neugeborener durchaus übereinstimmende Resultate. Es handelte sich also um gesetzmäßige Verhältnisse, um eine streng gesetzmäßige Gliederung des Vorderhirns. Die *Teilung der Rinde in zwei Feldergruppen lag deutlich vor mir*[1]): relativ früh entwickelte, relativ direkt mit den peripheren Sinnesorganen zusammenhängende Felder und Spätgebiete, welche eines solchen Zusammenhanges entbehren. In den letzteren trat besonders bei älteren Individuen das Überwiegen der Assoziationssysteme (gleichseitige und Balken-Fasern) deutlich hervor, während geschlossene Projektionsbündel nicht zu finden waren, und so wählte ich demgemäß, zunächst auf Grund dieser rein anatomischen Tatsachen, die Bezeichnung *Sinnes-* und *Assoziationszentren* oder geistige Zentren. *So wurde jetzt die myelogenetische Flächengliederung der menschlichen Großhirnrinde der Schwerpunkt aller meiner weiteren Forschungen.* Der Zufall fügte es, daß sich mir auch alsbald Gelegenheit bot, meine überraschenden Befunde einer größeren Öffentlichkeit vorzutragen, da mich das Vertrauen meiner Kollegen zum Rektor der Universität auf das Studienjahr 1894/95 berufen hatte. Dieses Amt war keine Sinekure; der Leipziger Rektor nimmt, altem Herkommen gemäß, an dem Leben der Stadt vielfach tätigen Anteil, aber schon begannen auch die Vorbereitungen für die 500jährige Jubelfeier der Alma mater Lipsiensis in

---

[1]) Vgl. Ber. d. Kgl. Sächs. Ges. d. Wiss., Sitzung vom 4. März 1894 (nur Andeutungen) und Neurol. Zentralbl. 1894, Nr. 19 vom 1. Oktober: „Über ein neues Einteilungsprinzip der Großhirnrinde."

Gestalt von allerhand Um- und Neubauten, welche mich viel Zeit kosteten, zumal ich auch meinen erkrankten Nachfolger noch längere Zeit vertreten mußte; doch habe ich mich diesen Arbeiten gern gewidmet, besonders auch der Erneuerung der Universitätskirche zu St. Pauli, der alten Dominikanerkirche, welche im Volk den Namen eines TETZEL noch lange lebendig erhalten hat. Der Umbau des Augusteums brachte es mit sich, daß ich meine Antrittsrede nicht wie gewöhnlich in der Aula halten konnte; die Verwaltung hatte die Kirche für die Festlichkeit bestimmt bzw. vorbereitet und hier das Rednerpult unmittelbar auf dem Altar aufgebaut, über den Gebeinen eines in Leipzig ermordeten Enkels Kaiser Friedrichs II., des Hohenstaufen: Gewiß eine eigenartige Rednertribüne, besonders wenn man den Inhalt meines Vortrags einer mehr leidenschaftlichen als logischen Prüfung unterzieht. Meine Ausführungen über „Gehirn und Seele" haben bekanntlich sofort großes Aufsehen erregt. Kurz nach dem ersten Druck begann die Kritik sich zu regen, vielfach in sympathischem, zum Teil auch in gegenteiligem Sinne. Für mich war zunächst nur das Urteil CARL LUDWIGS maßgebend, welcher äußerte, die Rede habe einen starken Eindruck auf ihn gemacht[1]), aber er mahne zur Vor-

---

[1]) RAMON Y CAJAL, der selbst eine ähnliche Einteilung der Vorderhirnrinde bei niederen Säugern in Perzeptions- und Kommemorationszentren getroffen hatte, hat einige Jahre später den Eindruck wie folgt geschildert (Leipzig, Ambrosius Barth 1906: „Studien über die Hirnrinde des Menschen", 5. Heft, übersetzt von BRESSLER): „Diese bedeutende, zugleich in anschaulicher und glänzender Weise dargebotene Theorie FLECHSIGS rief bei ihrem Bekanntwerden unter den Neurologen, Physiologen und Psychologen eine Bewegung hervor, die sich nur mit der ehemals durch die Cellularpathologie VIRCHOWS oder die bakteriologische Forschung PASTEURS bewirkten vergleichen läßt. Es ist daher nicht zu verwundern, daß die neue Lehre alsbald viele Anhänger fand, so in Deutschland KUPFFER, KIRCHHOFF, in Belgien VAN GEHUCHTEN, in Frankreich JULES SOURY." Freilich zählt dann CAJAL auch eine Reihe Gegner auf, darunter solche, deren Namen erst durch diese Opposition bekannt wurde. CAJAL selbst hat auch in der Folge seine Meinung nicht geändert, da er in seiner Autobiographie (Ambr. Barth) S. 32 bemerkt: „Mein Hauptbestreben in den Jahren 1899—1900 bestand darin, den Bau der perzeptiven oder

sicht[1]). Allerdings war ich von dem Herkommen abgewichen, in der Rektoratsrede alle Gedanken zu vermeiden, welche als Erisäpfel zwischen den Fakultäten wirken können. Ich hielt es für selbstverständlich, ernste wissenschaftliche Überzeugungen zum Ausdruck zu bringen, und es hatte mir tatsächlich nichts ferner gelegen, als ein Angriff auf die Grundlagen von Staat und Religion. Von einem befreundeten Theologen mußte ich aber hören, daß unter dessen Kollegen meine Rede Aufsehen erregt habe, besonders weil sie vom Altar herab gehalten worden sei; doch habe der Schlußsatz versöhnend gewirkt.

Von seiten der Regierung erwartete ich keinerlei unliebsame Kundgebungen; hatte ich doch dem König Albert gelegentlich eines Besuches meiner Klinik den für Chikago bestimmten Hirnplan demonstriert und hiermit sein lebhaftes Interesse erregt. Dem gewiegten Strategen fiel sofort die Ähnlichkeit der Gehirnbahnen mit einem Eisenbahnnetz auf, und trotz der Neuheit des Gegenstandes begriff er sofort die enorme Komplikation und die Schwierigkeit ihrer Entwirrung, zumal da ich bei der Erklärung darauf hinwies, daß die Gesamtlänge der aneinandergereihten Hirnfasern vermutlich den *Umfang* des Königreichs Sachsen erheblich übertreffe. Dies hat dem König so imponiert, daß er später an der Hoftafel mir über den Tisch herüber laut zurief: ,,Wieviel Kilometer messen die Hirnbahnen?" Meine Rede hatte also die

---

sensorischen Zentren (FLECHSIGSche Projektionszentren) zu ergründen. Bei jedem einzelnen davon zeigten meine Präparate in absoluter Klarheit einen besonderen und in keiner Weise verwechselbaren Aufbau, und so wurde die zur Zeit sehr umstrittene Lehre von den Gehirnlokalisationen auf unerschütterlicher histologischer Grundlage errichtet." Auf ein entsprechendes Votum L. EDINGERS werde ich unten noch näher eingehen. Besonders hervorheben möchte ich aber noch, daß auch der ausgezeichnete Pathologe CARL SCHAFFER sich mir angeschlossen hat, aus dessen Schule vorzügliche myelogenetische Arbeiten hervorgegangen sind.

[1]) LUDWIG hatte in Wien die ultrareaktionäre Ära unter dem Minister BACH aus nächster Nähe kennengelernt. Derselbe erschien persönlich in den Akademiesitzungen und rüffelte die angesehensten Mitglieder, falls sie ,,fortschrittliche" Ideen äußerten, in rücksichtsloser Weise. (Eigene Mitteilung L's.)

königliche Sanktion erhalten, und ist dies in der Folge mehrfach hervorgetreten. Von zwei neurologischen Fachgenossen ist mir allerdings später „grober“, ja „roher Materialismus“ vorgeworfen worden, im Munde eines Hirnforschers ein Testimonium paupertatis, welches kaum übertroffen werden kann. Vom Ausland kam die erste Nachricht aus Genua, wo Professor Morselli die Rede zwar rühmte, aber für eine Rektoratsrede zu ernst fand; in Konstantinopel wurde nach einem mir zugegangenen Schreiben das Gesuch des Redakteurs einer griechischen Zeitung, die Rede zu veröffentlichen, von der türkischen Zensur abgelehnt. Unter den Philosophen legten vor allem die Herbartianer lebhaften Protest ein, deren Meister ja gelehrt hatte, daß die Seele an sich keine Vielheit von Anlagen und Trieben darstelle. Man suchte auch meine anatomischen Grundlagen als unhaltbar hinzustellen: Im Gehirn läßt sich herrlich im Trüben fischen! Ganz besonders aber wirkte der von mir geäußerte Gedanke aufreizend, daß vielleicht zwischen meiner anatomischen Einteilung des Gehirns und Kants Scheidung des Erkenntnisvermögens in Sinnlichkeit und Verstand ein Parallelismus bestehen könne. Ein morphologisches Genie wie Ernst Häckel, dem ich meine Präparate in großer Ausdehnung demonstriert habe, erkannte sofort die Wichtigkeit der Zweiteilung der Rinde, insbesondere ihre fundamentale Bedeutung für den Aufstieg des Homo zur Sapientia. Aber auch ein so gegensätzlich veranlagter Gelehrter wie Gustav Retzius erklärte in seiner Kron-Vorlesung in London diese Gliederung für „exceedingly important“.

Auf Wunsch gleichgesinnter Gelehrter habe ich mich entschlossen, meine Rektoratsrede mit Anmerkungen und Abbildungen versehen herauszugeben („Gehirn und Seele“. Leipzig: Veit & Comp. 1896), obwohl die Zahl der myelogenetisch untersuchten Gehirne noch nicht sehr groß war. Indessen ist die beigegebene Darstellung der Hirnoberfläche Tafel IV im allgemeinen auch heute noch brauchbar, wenn man nur die dunkelroten (dicht punktierten) Windungen als

Sinnessphären betrachtet. Seh- und Hörsphäre sind etwas zu groß dargestellt. Ich habe auf Grund nachfolgender Studien sie etwas modifiziert.

In das Jahr meines Rektorats fielen noch zwei Ereignisse von allgemeinerem Interesse. Der 80. Geburtstag BISMARCKS bedeutete einen Festtag für die deutschen Universitäten. Sämtliche Rektoren mit mehreren tausend Chargierten der Studentenschaft versammelten sich im Friedrichsruher Schloß, um ihrer Dankbarkeit gegen den Gründer des Deutschen Reiches Ausdruck zu verleihen, eine Ehrenpflicht, welche bekanntlich vom Reichstag negiert worden war. Der Festzug der Rektoren machte nicht gerade einen imponierenden Eindruck, da die offiziellen Gewänder, besonders der preußischen Teilnehmer, meist wenig geschmackvoll erschienen, auch für ihre Träger vielfach zu kurz oder zu lang waren. Auffiel mir, daß an den preußischen Mänteln Hermelin sorgfältig vermieden war, während der Leipziger reichlichst mit solchem verbrämt ist. Der Kaiser hatte Tags zuvor Bismarck einen goldenen Ehrensäbel überreicht, der Exkanzler war aber nichtsdestoweniger in Kampfesstimmung und behandelte in seiner Tischrede als Grundprinzip aller Lebewesen den Kampf aller gegen alle, angeblich nach Beobachtungen am Getier seines Sachsenwaldes. Anscheinend waren ihm die kostümierten Professoren etwas fremd, wie sich sofort zeigte, als der Zug der Studenten in vollem Wichs herannahte, denn BISMARCKS Züge heiterten sich sogleich auf, als er die prächtigen Jugendgestalten vor sich sah, und er brachte ihnen sofort einen Ganzen. Er sah offenbar in den Jungen zuverlässigere Bürgen für die Zukunft seiner Schöpfung als in den Alten, mit deren Kollegen er so manchen schweren Streit hatte ausfechten müssen.

Alle angenehmen Erlebnisse meiner Rektoratszeit mußten aber in den Hintergrund treten gegenüber dem Hinscheiden meines unvergeßlichen Lehrers und schließlich Fakultätskollegen CARL LUDWIG. Er war ja weit über die Jahre hinaus, in welchen der Regel nach die aktive Berufstätigkeit ihr Ende findet (er starb im 79. Lebensjahre), war aber bis zu seiner terminalen Erkrankung noch rüstig gewesen, und es war bereits ein internationales Komitee zusammengetreten zur Feier seines 80. Geburtstages. Es war eine eigenartige Fügung, daß ich ex officio berufen war, ihm den Dank der Universität für seine außerordentlichen Verdienste ins Grab nachzurufen. Von allen Kulturnationen liefen Beileidsbezeigungen ein. Die Akademie in Petersburg telegraphierte, daß an LUDWIGS Bahre Naturforscher und Ärzte aller Völker trauern. Leider erinnert in Leipzigs Öffentlichkeit nichts an den Mann, welcher sich um Wissenschaft und Universität so unvergleichliche Verdienste erworben hat.

Der internationale Psychologenkongreß in München 1895 brachte mir die Gelegenheit, meine Rindeneinteilung hervorragenden Forschern aller Kulturnationen zu demonstrieren. Man hatte mir einen Projektionsapparat zur Verfügung gestellt, welcher die wichtigsten Details auf das beste wiedergab, so daß die Naturobjekte klar und rein zur Diskussion gestellt werden konnten. Der Beifall war groß und ehrlich. Die wenigen opponierenden Stimmen wurden rasch zum Schweigen gebracht. Ich denke noch gern an das Interesse, welches die Prinzessin Therese von Bayern meinen Darbietungen entgegenbrachte und durch viele Jahre hindurch immer wieder bekundete.

1898 veröffentlichte ich im Neurologischen Zentralblatt Nr. 21 neue Untersuchungen über die Markbildung in den menschlichen Großhirnlappen, welche hinsichtlich der Großhirnrinde zwei wesentliche Fortschritte enthielten. Einmal die Unterscheidung weiterer Unterabteilungen in meinen Sinnes- und Assoziationszentren — ca. 40 insgesamt — und die Zusammenfassung derselben in drei *rein entwicklungsgeschichtlich* abgegrenzte Gruppen: die Primordialgebiete (vor der Reife), intermediäre und Terminalgebiete[1]), welche letzteren erst viele Monate nach der reifen Geburt Markscheiden erhalten. Ich hatte die Wichtigkeit der der Reihen-

---

[1]) *Anatomisch* ist diese Einteilung *nicht* von größerer Bedeutung.

folge der Ausbildung zugrunde liegenden *phylogenetischen* Faktoren mehr und mehr erkannt. Man konnte diesen letzteren gegenüber nicht mit so wohlfeilen Einwürfen kommen wie bei den rein histologischen Befunden, wo der angebliche Nachweis von Projektionsfasern in allen meinen Feldern zu einer Art Sport geworden war. Wollte man doch schon bei Neugeborenen überall solche gefunden haben, während ich bei den allerreifsten von mir untersuchten Neugeborenen in höchstens 22 Feldern markhaltige Bündel aufzuweisen vermochte (vgl. Atlas Taf. XXIII, Fig. 1—6). Im Lichte der Phylogenese zeigte das menschliche Gehirn seine ganze Überlegenheit über das Tiergehirn. Völlig scharfe Grenzen sind allerdings zwischen den drei Gruppen schon deshalb nicht zu ziehen, weil das wahre Alter der Früchte nicht immer genau erkennbar ist; der Gegensatz zwischen Primordial- und Terminalgebieten tritt immer deutlich hervor. Ich fand bei Vergleichung zahlreicher Feten desselben Alters nun auch eine weitere Differenzierung der geistigen Zentren insofern, als die an Sinneszentren angrenzenden Teile derselben besonders früh reifen. Ich habe deshalb es für zweckmäßig gehalten, für *diese* Felder eine besondere Bezeichnung: „*Randzonen der Sinnessphären*", einzuführen, was sich höchstwahrscheinlich auch in pathologischer Hinsicht brauchbar erweisen wird (z. B. in bezug auf die Lokalisation der Halluzinationen, s. u.). Die *Randzonen* sind wahrscheinlich der Hauptsitz der *Engramme*. Sie enthalten gelegentlich auch einzelne Projektionsfasern, die Zentralgebiete der geistigen Zentren nicht. Einzelne frühzeitig markhaltige Bündelchen begleiten offenbar die Blutgefäße und stellen vielleicht vasomotorische Elemente dar.

Die von der GUDDENSCHEN Schule erhobenen zahlreichen Einwände gründen sich meist auf Befunde an niederen Säugern. Das Haupt der Schule, BERNHARD VON GUDDEN, den ich als Forscher wie als psychiatrischen Praktiker überaus hochschätze, leugnete die Existenz von circumscripten Sinneszentren in der Vorderhirnrinde, weil er bei der Exstirpation peripherer Sinnesnerven lokalisierte Rindenveränderungen nicht gefunden hatte. Gegenwärtig besteht kein Zweifel, daß auch niedere Säuger umschriebene corticale Sinneszentren besitzen.

Im Jahre 1899 erhielt ich eine Einladung der Clarke-Universität Mass, Nordamerika, gelegentlich ihres zehnjährigen Jubiläums eine Reihe von Vorträgen zu halten. Ich hätte gern Folge geleistet, zumal da eine Reihe interessanter Persönlichkeiten (PERRIER, Rektor der Universität Paris; RAMON Y CAJAL und andere) geladen waren, erhielt aber vom Ministerium nicht den nötigen Urlaub. Da ich über eine Anzahl durchaus zuverlässiger Assistenzärzte verfügte, lag nur ein Akt ministerieller Unfreundlichkeit gegen das Gehirn vor.

Im Jahre 1901 wohnte ich dem internationalen Physiologenkongreß in Turin bei, dessen Präsident ANGELO MOSSO mir befreundet war. Ich habe hier zum ersten Male ein Schema der Hirnoberfläche demonstriert, wo ich die myelogenetischen Rindenfelder, deren ich jetzt 35 Hauptfelder mit einer Reihe von Nebenfeldern unterschied, durch *geschlossene Linien* gegeneinander abgrenzte. Die Unterscheidung der kleinen Felder hat zum Teil nur phylogenetische Bedeutung. Ich habe hier auch zum ersten Male den Begriff des *myelogenetischen Grundgesetzes* eingeführt: Gleichwertige Fasern ummarken sich annähernd gleichzeitig, ungleichwertige in gesetzmäßiger Reihenfolge. Tatsächlich ist hierin eine Hauptstütze meiner myelogenetischen Hirntheorie gegeben, worüber in der Folge mehr. Es ist aber nicht zu leugnen, daß scharfe Umgrenzungen *meist nur einen schematischen Wert haben*, schon weil es bei der veränderlichen Anordnung von Furchen und Windungen nicht möglich ist, Linien zu ziehen, welche *allgemeine* Gültigkeit beanspruchen können. Tatsächlich zeigen alle derartigen Konstruktionen einen überwiegend subjektiven Charakter, was schon FRANZ NISSL in einer Kritik des BRODMANNschen cytoarchitektonischen Hirnschemas hervorgehoben hat. Der größte Teil der hier gewählten Grenzlinien dürfte im wesentlichen „nach subjektivem Ermessen" konstruiert sein.

Aus meinen weiteren Untersuchungen ergaben sich nun auch überraschende Beziehungen der myelogenetischen Gliederung der Leitungsbahnen zur Entstehung der *Furchen und Windungen.* Es zeigte sich, daß das sukzessive Erscheinen derselben in engstem Zusammenhang steht mit der Entstehungsfolge und vor allem der Ausbildung der einzelnen Leitungen. Die ersten Furchen treten da auf, wo die ersten Projektionssysteme in die Rinde eintreten, d. h. in der Zentralregion. Der Sulcus centralis ist die zuerst entwickelte Furche, und gleichzeitig macht sich eine *Ausstülpung* der Zentralwindungen geltend, als ob dieselben von innen nach außen vorgetrieben würden (Atlas Taf. II Fig. 3). Zweifelhaft ist es zunächst noch, ob lediglich die Hauptschleife oder auch die Pyramidenbahn hieran den hauptsächlichsten Anteil haben. Sehr frühzeitig entwickelt sich die Fissura calcarina, doch *zeigen die Totalfalten noch gewisse Besonderheiten.* Die Querwindungen werden offenbar durch die Hörstrahlung vorgetrieben. Der Anteil der Rinde selbst ist schwer genau zu bestimmen. Viel später als in den Sinnessphären entwickeln sich die viel weniger konstanten Furchen und Windungen in den Assoziationszentren. Von besonderem Einfluß erscheint auch der Balken, der offenbar Anteil an der Entstehung der Urwindungen hat. Bei angeborenem Balkenmangel fehlen deshalb in der Regel viele Longitudinalfurchen, besonders im Stirnhirn. Als ich GUSTAV RETZIUS hiervon in Kenntnis setzte, schrieb mir derselbe, daß er *nun endlich* durch meine Funde über die von ihm so lange und eingehend gesuchten Entwicklungsgesetze der Furchen und Windungen ins klare gekommen sei; er habe zwar dunkel geahnt, daß die Furchenbildung eine *innere* Wachstumserscheinung darstelle, aber die Natur derselben, die eigentlichen Gründe seien ihm verborgen geblieben. Die Windungen und Furchen, welche die Morphologie bisher nur wenig beachtet habe, würden nun auf einmal die allervornehmsten, ein Votum, welches gewiß

die Bedeutung der myelogenetischen Forschung hoch ein-
schätzt.

Um diese Zeit, wo die Größe der auf myelogenetischem
Wege zu bewältigenden Aufgaben immer deutlicher hervortrat, besprach ich gelegentlich einer Sitzung der Kgl. Sächs.
Gesellschaft der Wissenschaften mit WILHELM HIS, den ja
auch die Gehirnentwicklung auf das lebhafteste beschäftigte,
die Möglichkeit, besondere Institute für Hirnforschung zu
schaffen, und HIS ging sofort darauf ein, weil er sich schon
selbst die Frage vorgelegt hatte, wie er seine kostbare Samm-
lung entwicklungsgeschichtlicher Präparate am besten vor
Zerstörung sichern könne. Die Anatomie mit ihren dauernden
Lehrverpflichtungen schien ihm nicht geeignet, weil ja nicht
bei allen künftigen Leitern ein Spezialinteresse für das Gehirn vorauszusetzen sei. Die Kgl. Gesellschaft der Wissenschaften beschloß sofort auf der nächsten Versammlung der
assoziierten deutschen Akademien diese Frage anzuregen,
und es wurde bei der nächsten Versammlung in Göttingen
der Beschluß gefaßt, auch die internationale Assoziation der
Akademien für die Frage zu interessieren. Es gelang uns auch,
WALDEYER für eine Art provisorischen Komitees zu gewinnen.
Auf unseren Antrag wurden die hervorragendsten Hirnforscher aller Kulturnationen zu der 1904 in London statt-
findenden Generalversammlung der internationalen Assoziation der Akademien eingeladen, nachdem ein Jahr vorher
in einer Komiteesitzung der Assoziation, gleichfalls in London,
das Projekt eingehend erörtert worden war, wobei ich einen
Entwurf überreichte, der gebilligt wurde. Die von SALOMON
HENSCHEN in seiner Biographie erwähnte „lehrreiche" Ab-
handlung hatte ich verfaßt, um die neue Gründung so aus
der Taufe zu heben, wie dies seit Urzeiten in gelehrten Ge-
sellschaften üblich ist, d. h. mittels einer Programmschrift[1]);
sie enthielt einige neue myelogenetische Befunde und sollte
zur Nachfolge anregen. Der ausgezeichnete Physiologe

----

[1]) Ber. d. Kgl. Sächs. Ges. d. Wiss., mathem.-physikal. Kl., 1904,
Sitzung vom 11. I.

Foster ernannte als derzeitiger Präsident der Internationalen Assoziation der Akademien Waldeyer als ersten Sekretär der Berliner Akademie zum Vorsitzenden des Internationalen Komitees für Hirnforschungs-Institute (Brain-Kommission). Waldeyer gab sich auch alle Mühe, etwas Ordentliches zustande zu bringen, war indes doch nicht der geeignetste Mann. Den Professoren der normalen Anatomie fehlt meist ein wesentlicher Faktor für ein wirklich umfassendes Wissen auf dem Gebiete der Hirnlehre, das *pathologische* Geschehen in allen seinen Formen. Es sind deshalb tatsächlich in neuerer Zeit die epochemachenden Fortschritte der Hirnlehre meist von Seite der Pathologen ausgegangen: die Hirnlehre gibt auch Fragen nicht-anatomischer Art auf, denen man nicht ausweichen kann, ohne die Auffassung des Ganzen zu schädigen. Waldeyer hat an mich die Frage gerichtet, ob ich nicht das zu gründende Berliner Institut übernehmen wolle. Ich habe a limine abgelehnt, weil ich ohne Klinik nicht weiterkommen zu können glaubte. Daß mit der Gründung einiger neuer Hirninstitute *nicht* sofort eine Hochflut wichtiger Entdeckungen einsetzte, ist Tatsache. Von dem Leiter eines derartigen Institutes muß man in erster Linie *fruchtbare Ideen* fordern — das Mechanische an der Forschung kann auch ein guter Laboratoriumsdiener erledigen. Insofern hat Henschen recht, wenn er sagt, daß die ganze Brain-Kommission im Sande verlaufen sei.

Die Vorbereitungen der entscheidenden Generalversammlung führten mich mehrere Male nach England, wo ich freundlichste Aufnahme fand. Die Londoner Mäzene der Wissenschaft wetteiferten, die zum Teil weltberühmten Akademiker zu feiern und zu unterhalten. Bei einer der Versammlungen wurde ein kleiner Teil derselben von König Eduard VII. und Königin Alexandra in Windsor zum Five o'clock-Tea empfangen, ein überaus interessantes Erlebnis, voll Kunst- und Naturgenüssen. Ich fühle noch heute den Händedruck des Königs, dieser trotz allem so interessanten Persönlichkeit. Er hat uns Deutsche überaus warm begrüßt, von einer Bevorzugung der

anderen Nationen war nichts zu spüren. Ein Adjutant erklärte, der König sei der mutigste Mann Großbritanniens!

Ich folgte auch einer Einladung der Universität *Oxford*,
welche mich zum Ehrendoktor in science promovierte mit der
Motivierung: „Inter eos qui docent quomodo corporis machi-
natio animi gubernationi pareat exstat PAULUS FLECHSIG dux
et signifer", was ich hier nur referiere, um den Gegensatz zu
zeigen, wie aus- und inländische Gelehrte sich zu meinen
Forschungen stellten. Die Universität Oxford gilt gesetzlich
als erste des englischen Reiches und als Mutter-Universität
sämtlicher in den Dominions gegründeten, so daß tatsächlich
in ihrem Bereich die Sonne nie untergeht. Ihre bis auf die Nor-
mannenzeit zurückreichenden Bauten und sonstigen Einrichtungen haben durchaus nichts Antiquiertes, sie zeigen
gegenüber der nüchternen Gegenwart etwas ungemein Poesie-
volles. Dieser Musensitz ist noch nicht verballhornt, dank
dem historischen Sinn der maßgebenden Kreise Englands.

1905 nahm ich an dem internationalen Psychologenkongreß
in *Rom* teil, der vieles Denkwürdige bot. Die sympathischen
Worte, die der Präsident Minister BIANCHI in seiner Er-
öffnungsrede auf dem Kapitol meiner Hirntheorie widmete,
begrüßte ich schon deshalb mit Genugtuung, weil (neben
meinen Fachstudien) GOETHE und die Römische Geschichte
zu meinen Lieblingsbeschäftigungen gehörten und das Kapitol
mir schon längst als einer der ehrwürdigsten Punkte der Erd-
oberfläche galt. Auch die lateinische Sprache hatte es mir
angetan: in Ausdrücken wie coagitatio für Denken erblickte
ich einen Hinweis auf ein besonders scharfes Denken der alten
Römer, ein instinktives Erkennen des Zusammenwirkens verschiedener Hirnteile beim einzelnen Denkakt, so daß ich
längere Zeit geschwankt hatte, ob ich nicht meine Assoziationszentren als Coagitationszentren bezeichnen sollte. Der
Kongreß bot aber auch sonst allerhand angenehme Eindrücke.
Ich kam mit den verschiedensten Kreisen in Berührung;
erschien doch früh regelmäßig ein Berichterstatter des Avanti,
des führenden sozialdemokratischen Blattes Italiens, bei mir,

um über den Stand der Seelenfrage auf dem Kongreß Informationen einzuholen. Im Avanti erschien denn auch ein längerer Artikel über la teoria di Flechsig. Ich mußte an Ludwig denken. — Bei einem Diner kam ich andererseits in Berührung mit den regierenden Kreisen, indem ich die Gattin des soeben ernannten Außenministers Tittoni zur Tischnachbarin hatte. Sie versicherte mir durchaus spontan, daß ihr Gatte ein aufrichtiger Freund und Bewunderer Deutschlands sei. Im Weltkrieg fungierte er als italienischer Botschafter in Paris. Von besonderem Interesse war es mir aber, Cesare Lombroso persönlich kennenzulernen. Ich hatte mich in den zehn Jahren, welche seit meiner zum Teil gegen Lombroso gerichteten zweiten Rektoratsrede (Über die Grenzen geistiger Gesundheit und Krankheit) verflossen waren, dessen Standpunkt etwas genähert, da ich reichlich Gelegenheit gehabt, die Natur des *reo nato* selbst zu studieren. Tatsächlich differierten wir nicht in bezug auf die Existenz geborener Verbrecher überhaupt, sondern in bezug auf die von Lombroso betonte atavistische Natur des reo nato, waren mir doch eine ganze Anzahl ausgeprägter Fälle vorgekommen, wo sich die angeborene Degeneration in sittlicher Hinsicht mit größter Wahrscheinlichkeit auf den *durch mehrere Generationen* hindurch geübten Alkoholmißbrauch zurückführen ließ, was mit Atavismus selbstverständlich nichts zu tun hat. Der Begriff des letzteren ist auch so wenig scharf umrissen, daß er kaum für den Richter irgendwie entscheidend sein kann; wir wissen ja überhaupt *nichts* über die phylogenetischen Entwicklungsstufen, denen der geborene Verbrecher gleichen soll. Es kommt beim geborenen Verbrecher hauptsächlich der Mangel jeden Mitgefühls, insbesondere des Mitleids, in Betracht, in welch letzterem auch Schopenhauer die Wurzel aller Ethik erblickt. Tatsächlich habe ich bei verschiedenen Individuen, die durch ihre gewohnheitsmäßigen Mordtaten das Entsetzen der Umwelt erregt hatten, diesen Defekt mit aller Sicherheit festgestellt. Meines Erachtens ist in bezug auf das Handeln dieser Mangel ebenso zu bewerten wie der schwerste intellektuelle Defekt. Gerade bei den abschreckendsten Formen kann von Freiheit der Willensbestimmung in der Regel nicht die Rede sein. Die Sicherung der Gesellschaft gegen diese Raubtiere ist und bleibt naturgemäß die Hauptaufgabe. Bei der Frage, inwiefern das Fehlen jedes Mitleids, eines *fundamentalen psychischen Vermögens*, zu den entschieden krankhaften geistigen Defekten zu rechnen ist, wird die Beurteilung dieser Zustände im einzelnen überaus erschwert durch den Mangel einer weit genug zurückgehenden Familiengeschichte. Die Ursachen der fraglichen Zustände liegen zweifellos nicht gar zu selten noch über fünf Generationen zurück. Aus einem Gespräch mit einem der berühmtesten Juristen Deutschlands schließe ich, daß noch vielfach in Juristenkreisen die Überzeugung verbreitet ist, es handele sich in der Regel um schlechte Erziehung. Derartige fundamentale Irrtümer weisen auf die *Notwendigkeit* hin, den obligatorischen Vorlesungen für Juristen auch die forensische Psychiatrie hinzuzufügen.

Ich selbst hielt in Rom einen Vortrag in der allgemeinen Sitzung über „Hirnphysologie und Willenstheorien", welcher in OSTWALDS Annalen der Naturphilosophie Bd. IV abgedruckt ist. Demselben ist eine Abbildung beigefügt, welche auch Laien eine Vorstellung der Hirnoberfläche zu geben vermag (vergl. Titelbild). Bei Beendigung des Kongresses traten das Mitglied der russischen Botschaft in *Paris*, Kammerherr des Zaren JOURIÉWITCH und PIERRE JANET an mich heran mit der Frage, ob ich geneigt sei, dem Conseil d'Administration des Institut général psychologique in Paris beizutreten. Trotz mancher Bedenken entschloß ich mich, zuzusagen, da es sich allem Anschein nach um Gründung eines großen Hirnforschungsinstitutes handelte. Ich war der einzige Deutsche, den man aufgefordert hatte; jede größere Kulturnation sollte einen Vertreter zum Verwaltungskomitee stellen. Für Nordamerika war der Philosoph JAMES, für Spanien RAMON Y CAJAL in Aussicht genommen usw. usw. JOURIÉWITCH, ein reicher Edelmann von überaus sympathischem

Wesen, wie so viele vornehme Russen, war der russischen Botschaft in Paris beigegeben zur Pflege guter Beziehungen zwischen der russischen und französischen Gelehrtenwelt und hatte offenbar großen Einfluß auf die maßgebenden Pariser Kreise. Vorsitzender des Verwaltungsrates war der Senatspräsident LÉON BOURGEOIS, bekanntlich ein hervorragender Politiker; Mitglieder auch *sämtliche* in Paris akkreditierte Botschafter, an der Spitze der russische Graf NELIDOW, ferner ALFONS DE ROTHSCHILD, der Herzog von Orléans und hervorragende Mitglieder der Pariser Akademie, in der Tat eine feudale Gesellschaft. Es konnte also wohl erwartet werden, daß die Gründung des Instituts gelingen werde. Indes es kam anders. Ich bin wiederholt in Paris gewesen und bemerkte hierbei die große Intimität, welche schon 1905 zwischen russischen und französischen Gelehrten bestand. Ich wohnte den Sitzungen eines rein wissenschaftlichen Komitees bei und überreichte einen Organisationsplan für das Hirninstitut, der Billigung fand, doch scheiterten die großen Pläne, indem es nicht gelang, genügende Mittel bereitzustellen. Der Staat gewährte wie gewöhnlich in Frankreich keinen Zuschuß und gab nur die Erlaubnis, eine Lotterie zum Besten des Institutes zu veranstalten. Zu diesem Behuf mußte aber nachgewiesen werden, daß die Gründung „im öffentlichen Nutzen" erfolge, und man proklamierte denn als Hauptzweck den Kampf gegen den Alkohol! Der Bau eines Institutes mußte unterbleiben und das ganze Unternehmen beschränkte sich auf die Herausgabe von Druckschriften. Ich bemerkte auch wenige Jahre später eine deutliche Abkühlung, besonders als die Tage von Algeciras nahten. Ich blieb aber noch im Verwaltungsrat „pour l'Allemagne". Die Vornehmheit des Komitees hat das Projekt zu Fall gebracht. Immerhin gedenke ich noch gern der Begegnungen mit hervorragenden französischen Gelehrten, vor allem JULES SOURYS, der an der Sorbonne eifrig für die Ausbreitung meiner Hirntheorie wirkte. Freilich hatte er früher gelegentlich des Kampfes um den Spiritismus angesehenen Mitgliedern unseres Leipziger

Lehrkörpers übel mitgespielt, doch waren dies offenbar nur Jugendsünden.

In Wien 1906 wirkte die Brain-Commission zum letzten Male mit der Hauptversammlung der Internationalen Assoziation der Akademien zusammen. Bemerkungen HENSCHENS über den steifen Empfang durch Kaiser Franz Joseph bedürfen aber einer Ergänzung. Als wir uns anschickten, zur Audienz zu gehen, sagte mir Süss, der treffliche Präsident der Wiener Akademie: „Ich werde Sie als Anatomen vorstellen. Der Kaiser erwartet nicht, einen Psychiater hier zu treffen." Ich erklärte mir diese auffallende Äußerung damit, daß MEYNERT mir erzählt hatte, er sei bei der Autopsie des Kronprinzen Rudolf zugegen gewesen und habe dem Kaiser über den Befund Bericht erstattet. Die Vorstellung eines Psychiaters hätte so wohl schmerzliche Erinnerungen wachrufen können. Es kam aber ganz anders. Als der Kaiser hörte, ich sei Anatom, begann er sofort ein Gespräch über die Wichtigkeit des Faches und über die große Belastung der Anatomieprofessoren mit Vorlesungen. Er war tatsächlich hierüber vollständig orientiert. Den Schlüssel hierzu hat mir aber erst eine Bemerkung WILHELM ROUX in seiner Autobiographie (Seite 26 und 31) gegeben, wonach der Kaiser der Anatomie in Innsbruck sein lebensgroßes Porträt in Öl gestiftet und bei einem Besuch daselbst sich mit ROUX in ein Gespräch über Entwicklungsmechanik (est aliquid!) eingelassen hat. Ich zweifle hiernach nicht, daß dieser so viel geschmähte Monarch sich wirklich für Anatomie interessierte. Süss hatte sich als ein guter Psychologe erwiesen. Mit dem neben mir stehenden Sohn von CHARLES DARWIN hat der Kaiser allerdings nicht gesprochen; der Darwinismus war nach meinen Erfahrungen in Hofkreisen nicht beliebt.

1909 feierte ich mein 25jähriges Jubiläum als ordentlicher Professor, wozu mir sechzig dankbare Schüler eine von Dr. MAX LANGE ausgeführte Bronzeplakette in Lebensgröße überreichten, nebst einer wertvollen Festschrift. Auch meine studentischen Hörer haben mir durch ihre lebhafte Teilnahme eine große Freude bereitet. Die philosophische Fakultät der Universität Leipzig ernannte mich beim 500jährigen Jubiläum der Alma mater Lipsiensis zum Ehrendoktor. Die Universität Dorpat hatte mich bereits 1903 bei ihrem 100jährigen Jubiläum zum Ehrenmitglied ernannt. 1914 sandte mir die Universität Illinois eine Einladung zu einigen Vorlesungen, der ich leider nicht Folge leisten konnte, weil, als ich reisen wollte, der Weltkrieg ausgebrochen war. 1920 beendete ich meine Tätigkeit als Lehrer und Institutsdirektor an der Universität Leipzig; ich bin dankbar, daß man mich bis zum 74. Jahre hat wirken lassen. 1923 ernannte mich die Kgl. Schwedische Akademie in Stockholm zum auswärtigen Mitglied, ein Abschluß meiner wissenschaftlichen Tätigkeit, wie ich ihn mir nicht schöner denken kann, bestimmt doch diese Akademie in weitem Maße die Weltgeltung wissenschaftlicher Leistungen.

Zum letztenmal bin ich in der Öffentlichkeit 1922 aufgetreten, anläßlich der Hundertjahrfeier deutscher Naturforscher und Ärzte, also genau fünfzig Jahre nach meinem Erstlingsdebut in der gleichen Versammlung. Ich konnte diesmal meine myelogenetischen Funde mittels eines Projektionsapparates an tadellosen Präparaten vorführen; das Interesse war mäßig. Die Situation war freilich eine wesentlich andere als 1872; hier eine Zeit höchsten Geistesfluges, bedingt durch einen allgemeinen Aufschwung der Nation im Hochgefühl gewaltiger Leistungen auf politischem und wissenschaftlichem Gebiete — 1922 eine allgemeine Depression und Beschränkung auf naheliegende praktische Bedürfnisse. Ich hatte den Eindruck, daß die Zeit weniger empfänglich sei für die theoretische Hirnlehre als 1872, wo ein HELMHOLTZ und ein CARL LUDWIG zu meinen Füßen saßen. Aber ich zweifle nicht, daß mit dem Wiedererstarken der Aufnahmefähigkeit auch das uralte Problem „Gehirn und Seele" wieder zahlreiche Liebhaber finden wird, da die Kulturmenschheit ohne das „Erkenne dich selbst" nicht fähig sein würde, sich auf ihrer geistigen Entwicklungshöhe zu behaupten.

B. Die myelogenetische Hirnlehre.

Ich beschränke mich hier auf die anatomischen Tatsachen, welche gefunden wurden nach Vervollkommnung der Härtungs- und Färbetechnik. Zu gedenken ist hierbei in erster Linie der großen Verdienste, welche C. WEIGERT durch seine *Hämatoxylinfärbung* sich um die Hirnlehre erworben hat; ich habe hauptsächlich mit derselben gearbeitet.[1]

Im Verlaufe meiner Untersuchungen befestigte sich immer mehr in mir die Überzeugung, daß es möglich sein müsse, auf dem von mir eingeschlagenen Wege eine zuverlässige Grundlage für die *Lokalisation* der *geistigen Vorgänge* zu gewinnen und hiermit auch für eine wirkliche Psycho-Physiologie anstatt der fast mythischen Psychophysik. Dies näher darzulegen ist ein Hauptzweck der nachfolgenden Ausführungen. Da ein wirkliches Verständnis des Gehirnbaues nicht ohne Abbildungen zu gewinnen ist, so verweise ich in dieser Hinsicht auf mein 1920 bei G. Thieme, Leipzig, erschienenes Werk „Anatomie des menschlichen Gehirns und Rückenmarks auf myelogenetischer Grundlage" Bd. 1, welches ich in der Folge einfach als „Atlas" zitiere; spätere wichtige Funde verändern nicht die dort dargestellten Hauptgrundzüge meiner Hirnlehre; das Titelbild dieser Schrift zitiere ich einfach als „Tafel". Man wird bei Lektüre nachfolgender Zeilen wohl bemerken, daß die hier berührten Fragen ihrer Bedeutung nach weit über das rein Morphologische hinaus in Gebiete reichen, welche dem Herkommen gemäß von der Philosophie in Anspruch genommen werden, daß ich mich aber

---

[1] Vgl. über das Rückenmark meine „Leitungsbahnen im Gehirn und R". Leipzig 1876, W. Engelmann, S. 1ff. (Historisches). Hier ist der Autoren gedacht, welche schon vor mir Bemerkungen zur Myelogenese gemacht haben und ihrer wesentlichsten Befunde.

bemüht habe, im wesentlichen nur Probleme zu streifen, welche naturgemäß ohne Herbeiziehung der Hirnlehre nicht gelöst, werden können. Über den Umfang dieser Gebiete herrschen bekanntlich unter den beteiligten Gelehrten noch weitgehende Meinungsverschiedenheiten. Der Versuch, einen vermittelnden Standpunkt einzunehmen, erschien mir aussichtslos, da hier Gegensätze der gesamten Weltanschauung zugrunde liegen, welche ihrer Konsequenzen wegen selbst durch die sichersten Errungenschaften der biologischen Disziplinen nicht ausgeglichen werden. Ich gebe mich aber der Hoffnung hin, daß auch die Metaphysiker hier einige Tatsachen bemerken werden, welche beweisen, daß ohne eine gründliche Hirnlehre eine wirklich wissenschaftlich fundierte Seelenlehre überhaupt nicht entwickelt werden kann. Die Überzeugung, daß hierdurch jeder wahre Idealismus vernichtet werden müsse, ist ein Affektprodukt. Auch die idealsten Gedanken sind Erzeugnisse des menschlichen Gehirns und so sichere Beweise für die alles überragende Bedeutung dieses Werkes der schöpferischen Natur. Ich hoffe, daß es auf diesem Gebiete schließlich doch noch gelingen wird, den seit Jahrtausenden währenden Kämpfen die unnötige Schärfe zu nehmen.

I. Die myelogenetischen Grundgesetze.

Die Nervenfasern sowohl der peripheren Nerven als der nervösen Zentralorgane bilden ihre Markscheiden in *zeitlich streng geordneter Reihenfolge,* und ich glaube, hier drei Grundgesetze unterscheiden zu sollen in folgender Formulierung:

1. Gleichwertige, d. h. in gleicher Weise eingeschaltete Nervenfasern erhalten ihr Mark annähernd gleichzeitig, verschiedenwertige Systeme in gesetzmäßiger Reihenfolge, unter Einhaltung bestimmter Altersstufen.

2. Die Bildung der Markscheiden wiederholt zeitlich ganz allgemein die erste Anlage der Achsenfasern durch die Neuroblasten (FLECHSIG, HIS).

3. Die Myelogenese wiederholt auch die *phylogenetische* Entwicklungsreihe des gesamten Nervensystems, entsprechend dem *biogenetischen Grundgesetz* E. HAECKELS.

Diese Gesetze lassen sofort erkennen, daß das Studium der Myelogenese nicht nur die Anatomie fördert, sondern viel weitergreifende biologische Aufschlüsse gewährt schon insofern, als die allmähliche Herausbildung des Gehirns in der Tierreihe bis zum Menschen auch die Entwicklung des seelischen Organs in sich schließt, wobei die myelogenetischen Aufschlüsse tiefgründiger erscheinen als alle anderen.

Die erste Anlage jeder Nervenfaser erfolgt, wie allgemein angenommen wird, durch das Auswachsen eines Fortsatzes (Neurit) aus einer Ganglienzelle, welche demgemäß als Neuroblast (HIS)[1] bezeichnet wird. Die Neuroblasten treten gruppenweise in die Faserbildung ein, und jede Gruppe gleichwertiger Elemente produziert annähernd gleichzeitig die Fasern je eines besonderen Systems. Obwohl HIS bei der viel geringeren Übersichtlichkeit seiner Untersuchungsobjekte, im Vergleich zu den späteren myelogenetischen Entwicklungsstadien, nur einen kleinen Teil der wichtigsten Einzelheiten feststellen konnte, sind die Funde von hoher Bedeutung, weil sie bis in die allerersten Anfänge der Neuroblastik zurückreichen und sich auf ein überaus schwer zu erlangendes, fast lückenloses Untersuchungsmaterial gründen. Da andererseits die myelogenetischen Bilder vielfach eine geradezu klassische Klarheit darbieten und ältere Feten leicht in genügender Menge zu erlangen sind, so bilden naturgemäß die myelogenetischen Befunde die Hauptgrundlage für die Kenntnis des Gesetzmäßigen in der Entwicklungsfolge der zentralen Leitungsbahnen, besonders des Menschen.

---

[1] HIS, W.: Die Entwicklung des menschlichen Gehirns während der ersten Monate. Leipzig: S. Hirzel 1904. Daß gleichwertige Fasern annähernd gleichzeitig Markscheiden erhalten, hatte ich bereits 30 Jahre früher am Rückenmark nachgewiesen. Die Neuroblastik zeigt bei weitem nicht so augenfällige Bilder wie die Myelogenese, weshalb HIS übersehen hat, daß die obigen Grundgesetze auch für die Neuroblastik gelten.

Hier erscheint nun zunächst von Bedeutung, daß die Markscheide sich nicht in der ganzen Länge einer Faser gleichzeitig bildet, wenigstens nicht bei den sehr langen Leitungen wie die Pyramidenbahnen, welche ohne Unterbrechung von der Rinde der Stirn-Scheitelgegend (vordere Zentralwindung) bis in das untere Rückenmark reichen. Hier schiebt sich das Mark von der Rinde aus allmählich nach abwärts vor. An kürzeren Leitungen ist es weniger auffällig, an ganz kurzen Fasern, z. B. an den Solitärzellen (großen Sternzellen) der Sehsphäre (Golgizellen), kommt es, wie HELD gezeigt hat, durch vielfache Teilung des Achsenzylinders an den kürzesten Teilstücken ausnahmsweise zu spindelförmigen Markscheiden (vgl. auch über die angewandte Methode [Rotholzfärbung von BRANCA] Sitzungsber. der Kgl. Sächs. Ges. d. Wiss., mathem.-physische Kl., 5. VIII.) 1889. Um verschiedene Fasersysteme auf die Zeit der Markbildung zu vergleichen, ist es deshalb geboten, stets Strecken ins Auge zu fassen, welche gleich weit vom Neuroblasten entfernt sind. Unter Berücksichtigung dieser Verhältnisse habe ich bereits in meinen „Leitungsbahnen" von 1876 die Zeit, welche zwischen der Bildung des Neurits und dem Auftreten der Markscheide in Form eines geschlossenen Rohres vergeht, auf etwa vier Monate bestimmt. Beide Phasen liegen also so weit auseinander, daß sie völlig getrennt verfolgt werden können. Überall, wo man scheinbare Ausnahmen findet, wird man zunächst zu prüfen haben, ob es nicht in erster Linie Mängel der Untersuchungsmethode sind, welche den Schein der Gesetzlosigkeit erwecken[1]). Tatsächlich habe ich meinen Gegnern wiederholt nachgewiesen, daß sie die möglichen Fehlerquellen nicht gehörig würdigen; ich hebe als Beispiel nur Kontroversen über den Beginn der Markbildung im *Nervus opticus* hervor. HELD hat experimentell nachgewiesen,

---

[1]) Zu beachten ist, daß auch die Altersbestimmung der Früchte nach der Länge erhebliche Fehlerquellen birgt, und daß selbst die von mir hier angegebenen Längenmaße nur *annähernde* Richtigkeit beanspruchen können.

daß Belichtung des Auges die Markbildung erheblich be-
schleunigt. Frühgeburten, welche einige Zeit gelebt haben,
zeigen die Sehnerven markhaltig, während sie bei absolut
älteren totgeborenen Früchten noch völlig marklos erscheinen
können. Es sind also totgeborene Früchte nur mit Totgeborenen zu vergleichen, wenn man den gesetzmäßigen Beginn der Markbildung in einem System zeitlich genau feststellen will.

Ähnlich steht es auch mit der Frage, ob der Parallelismus
zwischen Zeitfolge der Markbildung und der *Phylogenese* ein
streng gesetzmäßiger ist. WILHELM ROUX hat in seiner
Selbstbiographie hervorgehoben, daß er das biogenetische
Grundgesetz HAECKELS nicht als ein strenges Gesetz, sondern
nur als eine Regel des überwiegend häufigen Vorkommens
ansehen könne, und daß ihm HAECKEL deshalb die Gefolg-
schaft gekündigt habe. Ich halte es für überaus schwierig,
eine endgültige Entscheidung zu treffen, da beide Reihen, die
phylogenetische wie die myelogenetische, kaum mit mathe-
matischer Genauigkeit festgestellt werden können und die
Zahl der scheinbar Ausnahmen bedingenden Faktoren, schon
soweit es sich um Bekanntes handelt, die tatsächlichen Befunde merklich beeinflußt. Immerhin möchte ich schon jetzt
hervorheben, daß ich bisher Ausnahmen vom Gesetz nicht
mit aller Sicherheit nachweisen konnte[1]). Ich trage also kein
Bedenken, hier ein wirkliches Gesetz anzunehmen.

Für beachtlich halte ich hier auch die von mir an einer
größeren Reihe von Feten gemachte Beobachtung, daß das
weibliche Geschlecht in der Markentwicklung dem männlichen
vorausgeht. Die am weitesten fortgeschrittenen totgeborenen
Früchte waren ausnahmslos weiblichen Geschlechts; hingegen
konnte ich nicht nachweisen, daß die linke Großhirnhemisphäre in der Entwicklung der rechten gesetzmäßig voraus-

---

[1]) Vielleicht gehören hierher die auffallend frühe Reifung des r.
vestibularis (zur Sicherung der Kopfhaltung besonders für die Geburt?) und die späte Markbildung an den hinteren Wurzeln auf der
Strecke Ganglion—Rückenmark.

eilt. Nur bei einem Kinde konnte der Befund allenfalls so gedeutet werden. Ich gebe nun zunächst die neuroblastischen Befunde von W. His sen. mit dessen eigenen Worten wieder: „Der Austritt der motorischen Wurzeln aus dem Rückenmark geht dem Eintritt sensibler voraus (4. Woche Mitte 4,4 mm Nackenlänge). Die motorischen Wurzeln sind hier bis weit herab angelegt und bis zu den zugehörigen Myotomen verfolgbar. Die das Rückenmark verlassenden motorischen Wurzeln gehören zu den allerfrühesten Bildungen. Ihre Bildung verteilt sich auf annähernd eine Woche und beginnt beim vierwöchigen Embryo, Ende in voller Höhe der Zahl beim fünfwöchigen Embryo. Auch das Hereinwachsen sensibler Fasern in das Mark beschränkt sich auf eine *kurze* Zeitperiode — die vordere Commissur ist Mitte der vierten Woche nirgends angelegt. Es fehlt jede Andeutung derselben; doch gehören die in die vordere Commissur eintretenden Fasern zu den frühesten nach den Wurzeln.

In den Spinalganglien finden sich bei 4,4 mm Nackenlänge nur bipolare Zellen ohne Fasern. Es fehlen also noch hintere Wurzeln.

Motorische aus dem *Rautenhirn* austretende Fasern fehlen vollständig. Dagegen zeigt das Ganglion *acustico-faciale des Rautenhirns, speziell der zum N. vestibularis gehörige Teil, die stärksten Zellen und Fasern.* Als eine wichtige Ergänzung zu dieser Angabe von W. His sen. betrachte ich die Mitteilung von W. His jun. zur Entwicklungsgeschichte des Acustico-facialis-Gebietes beim Menschen (Arch. f. Anat. u. Physiol., Anat. Abt. 1889, Suppl.; S. 5, Anm.). W. His jun. berichtet hier, daß es ihm nie gelungen sei, beim menschlichen Embryo unter sechs Wochen einen Nervenast zur *hinteren Ampulle* aufzufinden, „obwohl er seine Aufmerksamkeit besonders auf diesen Punkt richtete", während er *schon vorher* die Vestibularisäste für die *vordere und äußere Ampulle* nachweisen konnte. Nach W. His sen. ist also der N. vestibularis der Zeit nach der überhaupt zuerst angelegte sensorische Nerv und nach W. His jun. der Ast für die zwei oberen Bogengänge der zuerst entstehende Teil desselben. *Hiermit stimmen vollständig überein meine myelogenetischen Befunde, indem ich den oberen Ast des N. vestibularis von allen sensorischen Nerven zuerst markhaltig gefunden habe*, und zwar nicht nur vom Endorgan bis zum Ganglion Scarpae, sondern auch *Teile* der freiliegenden Wurzel (16 cm langer Fetus). Die *absteigenden* Wurzeln des Vestibularis erhalten Markscheiden erst zwischen 23 und 26 cm. Kommt hierzu noch, daß ich die nervösen *Endorgane* in den Cristae des mittleren und oberen Bogenganges bereits bei 18—19 mm histologisch in allen Einzelheiten vollständig entwickelt gefunden habe (mit Hörhaaren, Cupulae, aber *ohne Otolithen?*), so ist der *N. vestibularis* wenigstens in seinem oberen Teil als der *zuerst reifende sensorische Apparat* des menschlichen Körpers zu betrachten; es ist also ein interorezeptiver Nerv, welcher vorausgeht und in Funktion tritt. In erster Linie kommt hier wohl der tonisierende Einfluß auf mehr oder weniger umfängliche Muskelmassen in Betracht, besonders frühzeitig auf Muskeln von Hals und Kopf und der Augen, da schon gegen 15—16 cm die Äste von Sacculus und Utriculus markhaltig werden, von welchen nach MAGNUS und C. WINKLER der Sacculus die Labyrinthstellreflexe auf den Kopf und die tonischen auf die Augenmuskeln, der Utriculus die Kopflage zu den Extremitäten beherrscht. Es erscheint möglich, daß dieser Apparat schon in relativ früher Zeit in Funktion[1]) tritt, da einen spezifischen Reiz für den Vestibularis auch Flüssigkeitsbewegungen innerhalb des Labyrinthes unter dem Einfluß der Schwerkraft darstellen, welche sich gegen Ende des 5. bzw. Anfang des 6. Fetalmonats[2]) wohl geltend machen könnten. An dem N. cochlearis, soweit er aus dem CORTISCHEN Organ hervorgeht, fand ich noch bei 27 cm keine Faser markhaltig, wohl aber schon bei 19 cm bzw. 20,5 cm unmittelbar neben demselben am Aus-

---

[1]) MAGNUS und C. WINKLER legen besonderes Gewicht auf den tonisierenden Einfluß der *Otolithen* in Sacculus und Utriculus. Es ist aber zweifelhaft, wann dieselben sich bilden.

[2]) Die *motorischen* Nerven der beteiligten Kopf- bzw. Halsmuskeln habe ich bereits bei 15 cm stark markhaltig gefunden.

tritt aus der Schnecke zwei[1]) kleine markhaltige Bündel, welche dem Cochlearis dicht anlagen und mit ihm peripherwärts zogen. Ich vermochte nicht sicher festzustellen, welchen Endorganen sie zugehören, da um diese Zeit bereits sämtliche Cristae und Maculae acusticae markhaltig sind. Da aber markhaltige Fasern in der Schnecke nicht vorhanden waren, müssen besagte zwei Bündelchen dem Vestibularis angehören und sind höchstwahrscheinlich identisch mit den bereits von C. WINKLER in seinem klassischen Werk über den N. octavus, „Opera omnia" Bd. VII, beschriebenen, welche derselbe aus den Maculae acusticae ableitet und durch den vorderen Acusticuskern mit den Trapezkernen, beziehentlich den oberen Oliven, also wichtigen Zentren für die Augenbewegungen, in Verbindung treten läßt — es würden danach die Nerven der Otolithenorgane in Betracht kommen. Die Richtigkeit dieser Annahme vorausgesetzt, würde es sich auch hier um eine Tatsache von großer Tragweite handeln, vielleicht um eine Sicherung der Augen- und Kopfstellung.

Es ist kaum zu bezweifeln, daß die großen Zeitunterschiede in der Myelogenese der einzelnen Abteilungen des N. octavus in der Phylogenese begründet sind; erscheinen doch in der Tierreihe Sacculus und Utriculus sowie die einzelnen Bogengänge sukzessiv vor der Schnecke; es wird sich zweifellos der Mühe verlohnen, das Auftreten der erstgenannten Teile zeitlich noch genauer zu verfolgen. Ich habe bei eingehendem vergleichend-anatomischem Studium des Labyrinthes keinen Grund gefunden, an dem durchgehenden Parallelismus zwischen Phylogenese und Myelogenese zu zweifeln. Eine gewisse Unklarheit besteht noch über die Stellung des gleichfalls besonders früh in die Markbildung eintretenden *Deitersschen Kerns*. BECHTEREW stellt ihn auf Grund myelogenetischen Studiums zu den Kernen des N. vestibularis, weil er Stamm-

---

[1]) Den genauen Zeitpunkt der Myelogenese für jeden einzelnen Ast vermochte ich aus Mangel an Material nicht festzustellen. Bei 18 cm fand ich beide Maculae vollständig entwickelt, so daß der Beginn der Markbildung noch zurückzuverlegen sein dürfte.

fasern dieses Nerven in den *Deitersschen Kern* verfolgt hat. C. WINKLER schreibt ihm nur Verbindungen mit dem Nucleus triangularis (Hauptkern FLECHSIG) zu, vielleicht auch mit Kollateralen des Vestibularisstammes. Beachtenswert ist, daß der DEITERSsche Kern nahe Beziehungen einesteils zum oberen Abschnitt der hinteren Längsbündel beziehentlich zu den Vierhügeln hat, und daß bereits bei 18 cm eine markhaltige Verbindung desselben mit den Seitenstranggrundbündeln (HELDsche Bündel) nachweisbar ist, so daß der DEITERSsche Kern auch in bezug auf seine zentralen Verbindungen dem nervus vestibularis mindestens sehr nahesteht. Doch würde es mich zu weit führen, wenn ich hier näher auf die besonders von RAMON Y CAJAL festgestellten Einzelheiten eingehen wollte. Zu untersuchen wäre, ob die Muskelzuckungen beim Fetus beginnen mit der Markbildung im statischen Organ beziehentlich mit der Fertigstellung desselben Ende des 5. oder Anfang des 6. Fetalmonats. Was die übrigen Nerven des verlängerten Markes anlangt, so konnte HIS sen. bei 6,9 mm Nackenlänge (Ende des 1. Monats) an den Kernen sämtlicher motorischer Nerven das Auswachsen der Neuroblasten feststellen. Er fand hier den Hypoglossus und seine Ursprungszellen besonders kräftig und betont dann auch, daß die *hinteren Längsbündel* die „ersten im Gehirn *etwas geschlossen* auftretenden Bildungen" darstellen. HOESEL hat bereits bei ca. 14 cm im Hypoglossus beginnende Markbildung beobachtet, kurz darauf im hinteren Längsbündel (Urstrangsystem FLECHSIG). Der Hypoglossus ist also der frühest entwickelte motorische Hirnnerv; er ist von unbedingter Lebenswichtigkeit und phylogenetisch eine der ältesten Bildungen. Bezüglich der fast gleichzeitig erscheinenden hinteren Längsbündel glaube ich den Beweis führen zu können, daß die untere sich zuerst bildende Abteilung derselben das vielgesuchte *Respirationsbündel* darstellt, wohl die lebenswichtigste Leitungsbahn, die unmittelbar mit der Geburt in Tätigkeit tritt und bis zum Tod ununterbrochen arbeitet.

Das Mitgeteilte dürfte wohl vorläufig genügen, um den *Parallelismus* zwischen Neuroblastik, Myelogenese und Phylogenese zu illustrieren. Ich halte es aber für zweckmäßig, schon hier auf einige *scheinbare* Inkongruenzen hinzuweisen; sie betreffen die Entwicklung des *Balkens* im Vorderhirn, des Garanten des einheitlichen Zusammenwirkens der Großhirnhemisphären und hiermit wohl der Einheit des Bewußtseins, gewiß ein Gebilde von hervorragendster Bedeutung. Nach der Schilderung von W. His treten die einzelnen Regionen des Balkens (Körper, Schnabel, Wulst usw.) in einer Weise auf, welche mit dem von mir festgestellten Ablauf der Myelogenese nicht hinreichend übereinstimmt. Indes bedarf es erst einer Darstellung der myelogenetischen, überaus feingegliederten sukzessiven Ausbildung des Vorderhirns, besonders seiner Rinde, um die Ungenauigkeit der Hisschen Konstruktionsbilder zu beweisen. Die Myelogenese gibt ungleich klarere Bilder als die Neuroblastik. Hier will ich nur vorläufig bemerken, daß der Balken fast *soviel einzelne Abteilungen hat, als Rindenfelder anzunehmen sind.* Die zuerst entstehenden Bündel des Balkens gehören den Zentralwindungen an, die zuletzt entstehenden meinem frontalen geistigen Zentrum (vgl. Atlas Tafel XVI, Fig. 4).

Auch an den *hinteren Wurzeln* des Rückenmarks tritt eine scheinbare Inkongruenz zur Myelogenese und Neuroblastik hervor, welche ich wegen ihrer großen pathologischen Bedeutung erst in der Folge klarlegen werde. Es handelt sich um Einschiebung eines *lange Zeit marklos bleibenden Stückes* zwischen die früher ummarkten peripheren sensiblen Nerven und das Rückenmark. Da sich an den sensiblen Hirnnerven, besonders Trigeminus (spinale Wurzel) und Vestibularis (absteigende Wurzel) etwas Ähnliches zeigt, so liegt hier ein allgemeines Gesetz vor, dessen nähere Formulierung noch aussteht. Gegen 27 cm Körperlänge erfolgt auf der ganzen Linie ein Ausgleich, und dürfte es sich verlohnen, den Fortschritten in den Funktionen des Fetus vielleicht von ca. 24 cm ab näher nachzugehen; ich gebe zu bedenken, ob es sich nicht vielleicht um eine Art *Sicherung* handelt für die ungestörte Weiterentwicklung des Fetus durch *Erschwerung der Reflexe* nicht sowohl im teleologischen Sinn, sondern rein tatsächlich.

II. Myelogenese und Hirnanatomie.

Schon aus dem in Teil I Mitgeteilten geht hervor, daß die Myelogenese nicht nur Entwicklungsgesetze der nervösen Zentralorgane enthüllt, sondern auch rein anatomisch wertvolle Dienste leistet. Das Gehirn zergliedert sich hierbei selbst auf das sauberste, und diese Autoanatomie erweist sich den sonst üblichen anatomischen Methoden gegenüber schon insofern überlegen, als bei der Myelogenese eine künstliche Trennung zusammengehöriger, beziehentlich zusammenwirkender Teile nicht in Betracht kommt. Ein Hauptobjekt der myelogenetischen Forschung bilden zunächst die zwischen das Vorderhirn, besonders seine Rindenfelder und die peripheren Endorgane eingeschalteten Leitungen, das *Projektionssystem* nach der Terminologie TH. MEYNERTS. Hiermit ist aber eine feste Grundlage für die gesamte Leitungslehre, für die Aufrollung dieses ungeheuren Knäuels durch- und übereinander gewickelter Fasermassen gewonnen, indem das Projektionssystem das Grundgerüst bildet, welchem sich die übrigen Faserkategorien (Assoziationssysteme usw.) einfügen. Hier zeigt sich in größter Klarheit die *Bedeutung des zeitlichen Faktors, die Einhaltung einer festen Reihenfolge,* welche jedem einzelnen System gestattet, seinen Weg vom Ausgang bis zum gesetzmäßigen Endpunkt trotz aller Wegekreuzungen fast unfehlbar zu finden. *An der Spitze aller Leitungen stehen die sensorischen,* von welchen zu Beginn meiner Arbeiten nicht eine einzige genau bekannt war, obwohl MEYNERT u. a. einzelne Abschnitte derselben richtig darzustellen vermochten. Doch waren allenthalben falsche Wege eingeschaltet — ich erinnere an die zentralen Bahnen der Hinterstränge des Rückenmarkes, welche in den Hinterstrangkernen sich teilen in eine Leitung zu dem Wurm des Kleinhirns und eine zweite

zu den Zentralwindungen des Vorderhirns, welche durch
Olivenzwischenschicht, Hauptschleife, Thalamus opticus,
innere Kapsel zu den Zentralwindungen aufsteigt, während
TH. MEYNERT sie in die Pyramiden des verlängerten Marks
und von da durch die falschen TÜRCKschen Bündel in die
Occipitallappen sich fortsetzen ließ, also Fehler der gröbsten
Art auf Fehler häufte, aber in einem CHARCOT einen bereit-
willigen Anhänger fand. Die Bahn der *Hörleitung* war überhaupt *vollständig unbekannt* und ist von mir in ihrem cerebralen Teil zuerst gefunden worden, so daß ich als erster die
Hörsphäre in die Querwindungen des Schläfenlappens verlegen konnte („Hörwindungen" FLECHSIG). Die myelogenetische Hirnuntersuchung hat so eine wissenschaftlich
exakte cerebrale Leitungslehre *überhaupt erst geschaffen*;
denn auch die durch TÜRCKS epochemachende Entdeckung
der sekundären Degenerationen zum Teil festgestellte Pyramidenbahn, die so wichtige Bahn der motorischen Impulse
für Einzelbewegungen war nur stückweise bekannt, und erst
die Myelogenese hat ihren Ursprung in den Riesenzellen der
vorderen Zentralwindung, ihre Bahn durch das Centrum
semiovale und ihre Lage als *geschlossenes* Bündel im hinteren
Schenkel der inneren Kapsel, im Hirnschenkelfuß, der Brücke,
sowie ihren Verlauf durch das gesamte Rückenmark bis in
den Sakralteil, ihre Variationen in bezug auf Seiten- und
Vorderstränge und ihre Endigung an den Ursprungszellen
der vorderen Wurzeln des Rückenmarkes klar dargelegt. Die
Anatomie der Pyramidenbahnen[1]) bildet so ein Glanzstück
nicht nur der myelogenetischen Hirnlehre, sondern der Hirn-

---

[1]) Leider kannte ich bei Abfassung meiner „Leitungsbahnen" 1876
ihren Verlauf oberhalb der Oblongata noch nicht. Ich habe die
Strecke von der Vorderhirnrinde erst in meinen „Systemerkrankungen
im Rückenmark" (Leipzig, Walter Wiegand, 1876) auf Tafel 6 dargestellt, auf welche ich hiermit, besonders was die innere Kapsel anlangt, verweise. Die Möglichkeit, den Ursprung der Pyramidenfasern
aus den Riesenzellen der vorderen Zentralwindung darzustellen, zeigt
Atlas Tafel 24, Fig. 3. Die extremen Variationen (Verlauf der P. ausschließlich in den Seitensträngen beziehentlich ausschließlich in den
Vordersträngen) finden sich Tafel 9 und 10 der Systemerkrankungen.

forschung überhaupt; man bedenke nur, daß jede Pyramide über 100 000 Fasern bis zu mehr als $^1/_2$ Meter Länge führt. Nicht minder wichtig als diese *Isolierung einzelner Leitungen* durch die Myelogenese ist aber das durch sukzessive Ummarkung bedingte deutliche Hervortreten „*der natürlichen Unterabteilungen des Gesamthirns*", auf welche ich zunächst ausführlich eingehen will.

1. Rautenhirn.

Das Rautenhirn in meinem Sinn beginnt mit der Markbildung seiner Fasersysteme und beendet deren Ausbildung bis zur vollen Funktionsfähigkeit *weit früher* als das Vorderhirn. Was die gröbere Zusammensetzung des Rautenhirns anlangt, so rechne ich (wie die offizielle deutsche Nomenklatur) hinzu das gesamte verlängerte Mark, das Kleinhirn mit der Brücke und (hierin von der offiziellen Nomenklatur abweichend) auch das Mittelhirn. Zieht man die obere Grenze unterhalb des letzteren, so werden funktionell eng verbundene Teile auseinandergerissen, z. B. die oberen Kleinhirnstiele und die roten Kerne, der Oculomotorius und der Trochlearis usw.; auch MAGNUS hat durch glänzende Experimente nachgewiesen, daß nach Quertrennung dicht unterhalb der Vierhügel viel eingreifendere Störungen auftreten (das Tier kann sich nicht mehr erheben) als bei Trennung oberhalb, wo es sich noch selbständig aufrichten kann, zweifellos eine statische Leistung, welche zum Teil an das Mittelhirn gebunden ist, wodurch die Zugehörigkeit des letzteren zum Rautenhirn, dem statischen Zentralorgan, genügend gestützt wird.

Das Rautenhirn in meinem Sinne zeigt bereits bei ca. 46 cm Körperlänge mit wenig Ausnahmen vollständig ausgebildete Fasersysteme; nur die Bahnen, welche Teile der Kleinhirnrinde dem Einfluß der Vorderhirnrinde unterwerfen: ARNOLDsche und TÜRCKsche Bündel aus der Stirn- und Schläfenrinde und ihre indirekten Fortsetzungen in die Kleinhirnhemisphären (cerebrale Brückenschenkel FLECHSIG) erscheinen noch marklos. Das Vorderhirn zeigt um die gleiche Entwicklungsperiode nur einige wenige Projektionssysteme markhaltig, worüber in der Folge Näheres. Der Linsenkern nimmt gegen das Vorderhirn eine deutliche Sonderstellung ein, indem bereits bei ca. 27 cm im Globus pallidus (hintere zwei Drittel) markhaltige Radiärfasern hervortreten, welche durch die innere Kapsel hindurch gegen den Luysschen Körper verlaufen und in dessen Kapsel verschwinden. Bereits bei 34 cm habe ich auch Fasern markhaltig gefunden, welche von den hinteren Teilen des Globus pallidus in den Stabkranz der Zentralwindungen übertreten (vielleicht eine Fortsetzung von Bündeln der Hauptschleife, wie es Edinger in etwas übertriebener Weise darstellt). In das zweite Glied des Globus pallidus gelangen bei 34 cm auch von der Riechgegend (Lamina perfor. anterior) her markhaltige Fasern. W. His sen. hat bereits bei einem Embryo von 16 mm Nackenlänge (Mitte des 2. Monats) ein markloses Bündel in der fraglichen Gegend der inneren Kapsel gefunden, welches er als Stammbündel des Thalamus bezeichnet. Indes ist die Identität mit dem ersten Stabkranzbündel des Thalamus *nicht* erwiesen. Zu beachten ist hier, daß der Linsenkern phylogenetisch älter ist als der Thalamus opticus.

Gehe ich nun näher auf den Bau des Rautenhirns ein, so stellt bekanntlich ein Teil desselben (ausschließlich der Oblongata angehörend) das Zentrum für die wichtigsten *vitalen,* *„vegetativen"* Funktionen dar; ein zweiter Teil bildet (an Masse weit überwiegend) das *statische* Organ, dessen periphere Adnexe sich, streng genommen, über den ganzen Körper erstrecken insofern, als ihm auch die über die gesamte Haut und Muskulatur ausgebreiteten sensitiven Nerven für die relativen Lage- und Bewegungsempfindungen zu einem guten Teil angehören, welch letztere man gegenwärtig nach v. Frey auf Erregungen der Tastnerven (Spannungen der Haut von innen her) zurückführt, während man früher dem Muskelsinn und der Gelenksensibilität den Hauptanteil zuschrieb. Es empfiehlt sich, um allen hier noch bestehenden Kontroversen auszuweichen, einfach die anatomischen Verhältnisse in Betracht zu ziehen, speziell den Bau des Kleinhirns, und seine Verbindung mit Peripherie und Vorderhirnzentren näher ins Auge zu fassen.

a) Das vegetative Organ.

Für die vegetativen Funktionen kommt *das verlängerte Mark* in ganzer Länge einschließlich des im Mittelhirn gelegenen Teiles in Betracht; erstreckt sich ja schon der vielfach beteiligte N. trigeminus über das ganze Rautenhirn und vermittelt neben vielen anderen den überaus feinen Tastsinn der Zunge, das Kauen, löst reflektorisch die Speichelsekretion aus und vieles andere mehr. Die oberen Wurzeln des Trigeminus erhalten bereits bei 16—18 cm Mark, die spinale Wurzel erst bei 26—27 cm. Die Beobachtung von Hemicephalen läßt vermuten, daß auch die zentrale *Wärmeregulierung* in dem obersten Teil des Rautenhirns stattfindet; wurde doch bei dem Hemicephalen, welchen HEUBNER beschrieben hat und welcher auch das Mittelhirn ganz besaß (abgesehen von einer fieberhaften Erkrankung) bis 36,6° C, also normale Temperatur gemessen, während bei anderen ohne Mittelhirn nur bis zu 34° beobachtet wurde; indes kann dies nur als ein Hinweis auf genauere Untersuchungen gewertet werden. Es mag genügen, im übrigen noch andeutungsweise auf den Anteil der Oblongata an der Respiration, am Saugen, Schlucken und der Regulierung des Kreislaufs usw. hinzuweisen, um die vorauseilende Myelogenese des verlängerten Marks ihrer Bedeutung nach zu charakterisieren; nur auf eine Tatsache möchte ich noch näher eingehen, welche mir von größter Bedeutung erscheint, bisher aber nicht die genügende Beachtung gefunden haben dürfte.

Das *erste* im Rautenhirn sich bildende Strangsystem ist das *hintere Längsbündel,* welches ich bereits oben flüchtig erwähnt habe. Bereits bei 15 cm beginnt die Markbildung in demselben, und bei 16—17 cm ist es eine der auffallendsten Erscheinungen durch seinen starken Markgehalt bei Marklosigkeit aller anderen Strangsysteme der Oblongata, ja des ganzen Vorderhirns. Man hat, fast könnte man sagen völlig übersehen, daß es sich myelogenetisch in *zwei deutlich getrennte Abschnitte*, einen oberen und einen unteren, gliedert, deren Grenze etwa in das obere Drittel der großen Oliven fällt. Die untere Abteilung (*primäre* hintere Längsbündel FLECHSIG) reicht bis in die Gegend von MISSLAWSKIS *Respirationskern*, welchen sie teilweise umschließt. Es unterliegt kaum einem Zweifel, daß aus dem genannten Kern und (noch mehr?) aus großen Zellen der Formatio reticularis dem hinteren Längsbündel Fasern zufließen, welche nach abwärts in das Rückenmark übergehen. Der sensible Vaguskern liegt nahe den Ursprüngen der unteren Abteilung der hinteren Längsbündel. Im Rückenmark gehen letztere nicht, wie ich früher angegeben habe, ausschließlich in die Vorderstranggrundbündel über, sondern auch, wie mir scheint, zerstreut in die (vorderen) Grundbündel der Seitenstränge. Diese frühzeitig markhaltigen Fasern umgeben die Vorderhörner der grauen Substanz von innen, vorn und außen, und treten in letztere deutlich über. Es handelt sich also um Fasern, welche nach diesem Verlauf unmöglich zu den motorischen Augennerven in Beziehung stehen können. C. WINKLER hat durch experimentelle Durchschneidung den weiteren Verlauf im Rückenmark studiert und einzelne Fasern bis in das untere Dorsalmark verfolgt, d. h. bis zum Ursprung der untersten Respirationsnerven. In der Oblongata liegen die hinteren Längsbündel im untersten Winkel der Rautengrube der Mittellinie dicht an, unmittelbar unter dem grauen Boden, so daß ein nur wenige Millimeter breiter Einstich (stecknadelkopfgroße Zerstörung FLOURENS) in der Mittellinie sie beiderseits zerstört. Einseitige Zerstörung hebt nur die Atmung einer Seite auf, doppelseitige führt sofort zum Tode. Es wird noch näher zu prüfen sein, ob hierin das eigentliche Wesen des *Flourensschen Noeud vital* gegeben ist. Meines Erachtens haben FLOURENS und seine Nachfolger bei ihren epochemachenden Versuchen notwendigerweise die hinteren Längsbündel beiderseits zerstört; doch

haben die Experimentatoren, dem niederen Zustand der
Hirnanatomie ihrer Zeit entsprechend, zu wenig die anatomischen Grundlagen ins Auge gefaßt. Sie haben indes zum
Teil den plötzlichen Tod ganz richtig auf Lähmung der
Respiration zurückgeführt. Es ist gewiß ein bestechender
Gedanke, daß das am frühesten reifende Leitungssystem des
Gehirns die Conditio sine qua non des Lebens, die Respiration repräsentiert, daß das vom ersten Augenblick bis zum
letzten Atemzug ununterbrochen tätige Strangsystem *die
phylogenetisch älteste Leitung* des Gehirns darstellt; doch bedarf es noch weiterer Untersuchungen, um diesen Satz auf
eine völlig einwandfreie Basis zu stellen. Immerhin zeigt
das bereits Angeführte, zu welchen weitreichenden Gesichts-
punkten die myelogenetische Hirnlehre führt[1]).

Was nun die *obere* Strecke der hinteren Längsbündel
(*sekundäre* hintere Längsbündel FLECHSIG) anlangt, so gehen
von sämtlichen Vestibularkernen, sowie auch vom DEITERS-
schen Kern zahlreiche Faserzüge aus, welche, wie zuerst
RAMON Y CAJAL genauer festgestellt hat, gegen die Mittellinie verlaufen und nach oben umbiegen, während sie nach
abwärts, wie mir scheint, im wesentlichen nur Kollateralen
abgeben. Die Abducenskerne erhalten einen beträchtlichen
Teil dieser Leitung, wie auch die beiden oberen motorischen

---

[1]) Da eine ganze Reihe von Tatsachen vorliegt, welche darauf hinweisen, *daß die phylogenetisch ältesten Fasersysteme gegen Gifte aller
Art (auch bakterielle) eine besondere Widerstandsfähigkeit besitzen,* so
würde der Nachweis, daß die *Respirationsbündel sich zuerst entwickeln,*
beziehentlich reifen, auch darauf hinweisen, daß sie *eine besonders
große, vermutlich die größtmögliche Widerstandsfähigkeit gegen Noxen
chemischer Art besitzen*; man vergleiche z. B. die Chloroformwirkungen
auf Oblongata und Vorderhirnrinde! Würden die Neurone allerorten
gleich empfindlich sein, so würde schon im Beginn der Chloroform-
narkose Lebensgefahr hohen Grades bestehen. Es würde mich indes
viel zu weit von meinem Thema abführen, wenn ich hier näher auf
diese *praktisch offenbar sehr wichtigen Verhältnisse* eingehen wollte;
ist doch auch die Frage nach dem Wesen der primären Systemerkrankungen vermutlich nur auf diesem Wege zu lösen, nicht, wie CHARCOT
und seine Mitarbeiter wollten, durch Verfolgung der *ersten* Anlage
der zentralen Fasersysteme, sondern nur durch die myelogenetische
Forschung.

Augennerven. Ich habe aber auch stark markhaltige Bündel
aus dem Oculomotoriuskern austreten und nach abwärts verlaufen sehen, welche ich bis zur Gegend der Abducenskerne
verfolgen konnte; nach JACOWENKOS Untersuchungen degenerieren sie absteigend. Diese Bündel werden alle später
markhaltig als die Respirationsbündel und sind infolgedessen
myelogenetisch von den bereits früher reifenden Teilen der
hinteren Längsbündel zu unterscheiden. Die Beziehungen
der oberen Oliven zu den Kernen der motorischen Augen-
muskelnerven treten bei ca. 20 cm deutlich hervor, indem
der zugehörige Teil des Corpus trapezoideum der akustischen
Hauptbahn myelogenetisch vorauseilt. Einen Übergang von
Faserbündeln der Ober- in die Unterabteilung der hinteren
Längsbündel habe ich, soweit die früh (!) ummarkten Faserzüge in Betracht kommen, nicht sicher wahrnehmen können.
Später gesellen sich allerdings weitere Leitungen hinzu
(Fasciculus praedorsalis C. WINKLER, auch spätere Elemente
der hinteren Längsbündel?), welche aber das Urteil über das
primäre Bündel der Oblongata nicht ändern können.

b) Das statische Organ.

Das statische Organ im weitesten Sinne übertrifft an Umfang das vegetative Gehirn um ein Vielfaches nicht nur in
bezug auf die weiße Substanz, von welcher es ja im verlängerten Mark überhaupt keine größeren Anhäufungen gibt,
sondern auch auf die Ganglienzellen; enthält doch allein das
eigentliche statische Zentralorgan, die Kleinhirnrinde, weit
mehr Ganglienzellen, als das gesamte vegetative Gehirn. Insofern als dem statischen Organ u. a. die Tonisierung der
Muskulatur obliegt, ist es von hoher Bedeutung auch in
vegetativer Hinsicht. *Indem es die normale Körperform fest-
hält,* schafft es die Möglichkeit für den normalen Ablauf zahlreicher lebenswichtiger Prozesse. Hieran ist das Vorderhirn
weit geringer beteiligt; die Hauptarbeit fällt dem Rautenhirn zu, und erscheint es mir als eine besonders wertvolle
Leistung der myelogenetischen Hirnforschung, daß sie auch

auf diesem Gebiete zuerst klare Gesichtspunkte geschaffen hat, während noch bis vor wenigen Jahrzehnten überwiegend irrtümliche Anschauungen herrschten.

Bezüglich des statischen Hauptnerven, des *N. vestibularis*, habe ich bereits oben bemerkt, daß ihm die Führung unter allen sensorischen Nerven der Entwicklungszeit nach zukommt. Die zuerst myelinisierten oberen Äste treten nach BECHTEREW mit dem DEITERSschen[1]) und BECHTEREWschen Kern in Verbindung, nach meinen Beobachtungen besonders zahlreich auch mit dem Nucleus triangularis (Hauptkern FLECHSIG). C. WINKLER erblickt auch im vorderen Acusticuskern u. a. ein Zentrum speziell für die Nerven von Sacculus und Utriculus, welche besonders mit den oberen Oliven in Verbindung treten, was ich nach meinen myelogenetischen Befunden teilweise für nicht unbegründet halte; die absteigende Vestibularwurzel hat in ihrer ganzen Länge ihren eigenen Kern. Von diesem gehen außer den Bahnen zum Vorderstrang des Rückenmarks Faserbündel aus, welche als *innere Abteilung* des Strickkörpers zum Kleinhirn emporsteigen. Auch aus dem Triangularis gesellen sich zahlreiche, bereits früh markhaltige Fasern hinzu und finden ihr Ende an den kleinen grauen Massen des Kleinhirndaches: in den Dachkernen, Kugelkern und Pfropf, welche zum Teil durch Längsfasern ausgiebige Verbindung mit der Rinde des Wurms eingehen. Von 26 cm ab beginnt die zweite Hauptgruppe von zuleitenden Fasern des Kleinhirns sich zu ummarken; es handelt sich meines Erachtens zunächst um Fortsetzungen der hinteren Stränge des Rückenmarkes (26 cm), welche durch Vermittlung des äußeren Kerns der Keilstränge bzw. *einzelner* großer Zellen des inneren Kerns *zum Teil gekreuzt* in den Strickkörper übergehen, dessen ersten Bestandteil

---

[1]) Von C. WINKLER bestritten; ein erheblicher Teil der absteigenden Vestibularwurzel endet scheinbar am Kern der Keilstränge und tritt vielleicht durch Vermittlung der letzteren mit der Hauptschleife und hierdurch mit dem Vorderhirn in Verbindung, evtl. mit den oberen Thalamusstielen und hierdurch mit der Körperfühlsphäre?

bildend (BLUMENAU). Daß es sich um zentripetale Leitungen handelt, folgt daraus, daß die betreffenden Fasern aus den hinteren Wurzeln des Rückenmarkes (Halsteil) stammen. Es kommt weiter in Betracht die direkte Kleinhirn-Seitenstrangbahn (FLECHSIG) aus den großen Zellen der CLARKEschen Säulen, welche gleichfalls mit hinteren Wurzeln zusammenhängen, und zwar vom zweiten Lenden- bis zum siebenten Halsnerv, also aus dem gesamten Rumpfteil. Sie biegen im Kleinhirn zunächst dorsal um und laufen dann in einzelne Bündel geteilt gegen die Mittellinie und in die Rinde des Wurms, teils gleichseitig, zum Teil auch gekreuzt (große Kreuzungscommissur des Kleinhirns). Einen weiteren Bestandteil des Strickkörpers bilden *spärliche gekreuzte* Fasern aus den *inneren* Kernen der Keil- und (?) dem Kern der zarten Stränge, die zum Teil dem *untersten* Abschnitt des Rückenmarks entstammen, *gleichfalls hinteren* Wurzeln, also mit den unteren Extremitäten *von der Fußsohle ab* nach aufwärts in Verbindung stehen. Hiernach ist der Wurm des Kleinhirns bezw. dessen Rinde mit dem größten Teil des Körpers (exkl. obere Extremitäten?) verbunden. Diese Leitungsbahnen bilden aber nicht den gesamten Strickkörper, sondern es tritt zu ihnen noch ein umfängliches Fasersystem, welches mit den großen Oliven in Verbindung steht und *erheblich später* (nach 43 cm) Mark erhält; es scheint im Kleinhirn ähnlich zu verlaufen, wie die Rückenmarksbahnen und degeneriert bei Unterbrechung nach aufwärts, leitet also gegen die Kleinhirnrinde. Die Bahnen aus dem Rückenmark und den Vestibularkernen vermischen sich anscheinend im Wurm des Kleinhirns innig, wenigstens zum größten Teil.

Wesentlich anders verhalten sich die *oberen* Kleinhirnstiele. Sie gehen im wesentlichen hervor aus den Nuclei dentati und enden in den roten Kernen, wenigstens sind sie nicht weiter nach oben zu verfolgen, solange sie allein markhaltig sind. Sie gliedern sich myelogenetisch deutlich in zwei Hauptabteilungen, indem eine zuerst ummarkte aus dem *dorsalen*

Blatt des Nucl. dentatus, eine zweite spätere aus dem *ventralen* Blatt hervorgeht. Von den aus den *roten Kernen* nach *oben* austretenden Fasersystemen geht das zuerst reifende in den Globus pallidus über, ein zweites in den Sehhügel; ja, es scheint dazwischen sogar noch ein drittes Fasersystem zu bestehen, welches erheblich später Mark erhält und in der inneren Kapsel sich weiterer Verfolgung entzieht. Das *rubro-spinale* Bündel tritt beim Menschen myelogenetisch *nicht* scharf und deutlich hervor, weder im Rückenmark, noch im Rautenhirn; es kann also beim Menschen keine besondere Bedeutung, d. h. keine größere Faserzahl haben.

Überaus charakteristisch ist die myelogenetische Gliederung der *mittleren* Kleinhirnstiele. Der am frühesten ummarkte Teil ist das *Haubenbündel,* ein relativ sehr mächtiger Strang, welcher hauptsächlich vom Wurm und angrenzenden Randzonen herab in die Vorderabteilung der Brücke und von da durch die Raphe sich kreuzend zur Substantia reticularis der *hinteren* Brückenabteilung verläuft, hier offenbar endend. Diese phylogenetisch älteste, bereits bei niederen Vertebraten vorhandene Bahn erhält ihre Markscheiden kurz nach 42 cm. Viel später, zuletzt von allen Fasersystemen des Rautenhirns, tritt die Myelogenese auf an den *cerebralen* Brückenschenkeln (FLECHSIG), und zwar erst längere Zeit nach der reifen Geburt. Sie zerfallen deutlich in *zwei* größere Abteilungen, beide aus den großen vorderen Brückenkernen hervorgehend, die eine in den Lobulus semilunaris superior, also die Äquatorialzone der Hemisphären, die andere in die Tonsillen gelangend und deutlich in der Rinde endend. Gerade diese Rindenfelder des Kleinhirns zeichnen sich aus durch eine ausgiebige Verbindung mit der Vorderhirnrinde, einesteils durch die ARNOLDschen Bündel mit dem Stirnhirn, andernteils durch die TÜRCKschen Bündel mit der Schläfenlappenrinde. Diese phylogenetisch jüngsten Fasersysteme des Kleinhirns unterwerfen dasselbe offenbar Erregungen der Vorderhirnrinde und stellen die zu allerletzt reifenden Projektionssysteme nicht nur des Rautenhirns, sondern auch der

Vorderhirnrinde dar. Die Arnoldschen Bündel nehmen in der inneren Kapsel vorzüglich den vorderen Schenkel ein im Verein mit Teilen des Sehhügelstabkranzes, welche mit dem Arnoldschen Bündel ein „konjugiertes Strangpaar" Flechsig, d. h. ein funktionell zusammenwirkendes cortipetales und cortifugales Bündelpaar bildet. Das gemeinsame Zentrum *aller* Kleinhirnstiele ist gegeben im Wurm, insbesondere in dessen Mittelstück, in welches die für die relativen Lage- und Bewegungsempfindungen in Betracht kommenden Leitungen sämtlich direkt eintreten, während die Hemisphärenrinde mit ihm durch Assoziationssysteme verbunden ist — so daß der *Wurm* eine auf der *Mittellinie liegendes, wirklich einheitliches* Organ darstellt, welches *mit beiden Körperhälften* in gleicher Weise zusammenhängt. Er ist in dieser seiner Art das *einzige wirklich zentrale Organ* des Gehirns und vermittelt so vielleicht auch wirklich ein einheitliches Bild des Körpers (*unter Ausschluß der äußeren Sinne*), so daß man in Zweifel sein könnte, inwieweit man es hier nur mit Gemeingefühlen bzw. mit mehrweniger unterbewußten Erregungen[1]) zu tun hat. In dieser Hinsicht ist wieder eine Beobachtung an Hemicephalen von hohem Interesse, welche, man kann wohl sagen, beweist, daß das Rautenhirn auch eine Art Lageempfindungen der Extremitäten vermittelt. Haben doch Hemicephalen ohne Vorderhirn die Fähigkeit, eine passiv in unbequeme Lage gebrachte Extremität selbständig bequemer zu legen, was ohne eine Art Bewußtsein kaum erklärlich sein würde. Freilich tritt das letztere auf statischem Gebiet weit weniger deutlich hervor, als bei den lust- und unlustbetonten Gemeingefühlen (Hunger, Durst, Sauerstoffbedürfnis usw.) des vegetativen Hirns mit ihren bis zu leidenschaftlicher Höhe gesteigerten Schrei- und Tobexzessen. Unter Berücksichtigung von alledem glaube ich der Kleinhirnrinde die Fähigkeit zuschreiben zu sollen, ein Gesamtbild des Körpers und seiner Teile in

---

[1]) Dieser Gedanke findet sich besonders bei Luciani, einem der erfahrensten Experimentatoren über das Kleinhirn.

bezug auf Lage und Bewegungen zu entwerfen, vielleicht auch den Grad der Anspannung der einzelnen Muskelgruppen zu fühlen und, wenn nötig, zu korrigieren, ja nach pathologischen Erfahrungen vielleicht sogar auch die zwecklose Vergeudung[1]) von Muskelkraft zu verhindern, was allerdings wohl ein Bemerken der Anspannung des Muskelsystems im ganzen wie im einzelnen voraussetzen würde. In der Regel fällt bei größeren Defekten des Kleinhirns, besonders der Rinde, ganz besonders eine große Erschöpfbarkeit des Muskelsystems auf, sowie Mangel an zweckmäßiger Koordination auf den verschiedensten Bewegungsgebieten. Da in der Vorderhirnrinde eine besondere statische Sphäre (abgesehen von Teilen der Körperfühlsphäre?) nicht nachweisbar ist, so könnte die Kleinhirnrinde sie darstellen bzw. ersetzen[2]).

Von den Leitungsbahnen des Kleinhirns ist insbesondere die direkte Kleinhirn-Seitenstrangbahn ein wesentliches Charakteristicum des Kleinhirns, wie die Pyramidenbahnen für das Vorderhirn. Indem es sich beim *Aufrechtstehen* um eine spezifisch menschliche Funktion handelt, beziehentlich um eine Funktion, welche sich gewohnheitsgemäß *nur* beim Menschen findet, scheinen mir Versuche an Vierfüßern durchaus nicht geeignet, die beim kleinhirnkranken Menschen beobachteten Störungen für wertlos zu erklären. Selbst die Affen zeigen hier wesentliche Unterschiede, besonders aber die vielfach zu Experimenten benutzten Hunde. Wenn beim Menschen die Fähigkeit aufrecht zu gehen und zu stehen durch Zerstörung des Kleinhirnwurms in der Regel verloren geht, so ist hieran die direkte Kleinhirn-Seitenstrangbahn

---

[1]) Eine solche beobachtete ich bei einem Fall von Kleinhirnatrophie, wo der Kranke beim Sprechen einzelne Laute bzw. Worte laut brüllend hervorbrachte, ohne Einhalt gebieten zu können. Er hatte vollständig die Fähigkeit verloren, die Stärke der Innervation der Sprachmuskeln usw. willkürlich zu bestimmen.

[2]) Daß es sich bei der Kleinhirnrinde *nur um Eine Sphäre* handelt, wird auch dadurch wahrscheinlich gemacht, daß die Struktur *dieser* Rinde in deren *gesamter* Ausdehnung *vollständig* übereinstimmt, im Gegensatz zu dem verschiedenen Bau der Rindenfelder des Vorderhirns.

höchstwahrscheinlich in erster Linie beteiligt; besonders die anatomischen Verhältnisse (Ausbreitung im Rückenmark usw.) legen diese Deutung entschieden nahe. Die mehrfach gegebene *Möglichkeit, daß der Wurm des Kleinhirns und die Körperfühlsphäre des Vorderhirns* (besonders der Fuß der ersten Stirnwindung?) *sich gegenseitig vertreten* (nicht nachweislich bezüglich der oberen Extremitäten), erschwert die Gewinnung völlig eindeutiger Aufschlüsse über die Kleinhirnfunktionen beträchtlich.

Einen besonderen Hinweis erfordern noch die Assoziationssysteme des Kleinhirns, welche einen großen Teil von dessen Markkern bilden. Die Assoziationssysteme verbreiten sich myelogenetisch betrachtet *von den Ursprüngen der Projektionssysteme* aus und treten hierbei viel mehr in den Vordergrund, als dies im Vorderhirn der Fall ist; von Läppchen zu Läppchen ziehen girlandenähnlich die faserreichen Bogenbündel, so daß die funktionelle Einheit des Organs hier auf das deutlichste hervortritt. So könnte das Kleinhirn die Einheit des Körpers und hiermit auch des sich körperlich fühlenden Selbst vermitteln. Weit schwerer ist es, die Einheit des Selbst vom Bau des Vorderhirns abzuleiten, da der Balken, welcher beide Hemisphären verknüpft, *angeblich* zum großen Teil bzw. vollständig fehlen kann, ohne daß das Selbst verdoppelt oder irgendwie deutlich verändert erscheint (?). Hiernach würde zu erwägen sein, inwiefern die Einheit des Bewußtseins auf rein körperlicher Grundlage besonders gewisser Gemeingefühle beruht, wie z. B. WUNDT angenommen zu haben scheint. Ich werde hierauf noch in der Folge näher eingehen.

Symptome bei Zerstörung des Wurms dürften gesetzmäßig in folgender Form auftreten. Erhalten sind die Haut- und Muskelempfindungen auch an den unteren Extremitäten, so daß also die betreffenden Leitungen an der Teilungsstelle in den Hinterstrangkernen nicht in den Strickkörper, sondern in die Olivenzwischenschicht, beziehentlich zur Hauptschleife treten und zu den Zentralwindungen emporziehen. Dagegen finden sich Schwindelgefühle in Form von Drehschwindel beim Stehen und Gegen (Vestibularis), nicht im Liegen, Schwanken des Körpers beim Stehen, Taumeln beim Gehen wie Betrunkene, Unfähigkeit beim Gehen eine gerade Linie einzuhalten, Gehen im Zickzack. Die oberen Extremitäten bleiben gelegentlich ohne Störung und evtl. selbst zu den feinsten Beschäftigungen fähig. Erhaltung des Gleichgewichtes beim Stehen und Gehen ist hiernach die Hauptfunktion des Kleinhirns, speziell der Wurmrinde beim Menschen. Zwangslagen und Zwangsbewegungen finden sich hauptsächlich bei Beteiligung der mittleren Kleinhirnschenkel (Haubenbündel?), soweit man die menschliche Pathologie zugrunde legt. Offenbar werden aber die Kleinhirnerscheinungen vielfach *gemildert* durch das Eintreten des Vorderhirns speziell auch der *Zentralwindungen* nicht nur in bezug auf Muskelgefühle, sondern auch auf oberflächliche Berührung und tiefergreifende der Fußsohlen, tiefere Druck-, Lage- und Bewegungsempfindungen der unteren Extremitäten, sofern die Zu- und Ableitungsbahnen des Wurms in Ordnung sind, vor allem auch der N. vestibularis. Wieweit auch Berührungsempfindungen, sowie Druck- und Lageempfindungen, welche durch die hinteren Stränge geleitet werden, zu dem Kleinhirn in Beziehung stehen, läßt sich schwer genau bestimmen. Die Hinterstränge vermitteln wohl zweifellos Anpassungsbewegungen an den Fußboden (Hindernisse usw.). Bedeutungsvoll in sensitiver Hinsicht sind vielleicht auch die GOWERSschen Bündel, welche ich einmal schon bei 27 cm bis in den vorderen Kleinhirnwurm markhaltig gefunden habe (?).

Ich muß schon im Hinblick auf den Mangel an Zeichnungen darauf verzichten, hier näher auf weitere anatomische Erörterungen über das Kleinhirn einzugehen und werfe nur noch einen kurzen Blick auf das *Mittelhirn*, welches sich *myelogenetisch* weit vollkommener gliedert als bei Anwendung anderer Untersuchungsmethoden. Das untere Vierhügelpaar bildet eine wichtige Etappe auf dem Weg der *akustischen* Reize zur Vorderhirnrinde. Ich selbst habe angegeben, daß

der Cochlearis zum großen Teil durch den vorderen Acusticuskern mit dem Corpus trapezoideum zusammenhängt und daß
dieses letztere überwiegend in den Kern des hinteren Vierhügels übergeht vermittelst der lateralen Schleife, während
ein kleiner Teil direkt durch den Bindearm des hinteren Vierhügels in den inneren Kniehöcker gelangt. Während nun im
ausgebildeten Organ die Verhältnisse kompliziert werden
durch die Hauptschleife, welche auf ihrem Weg von der
Olivenzwischenschicht zum Thalamus der lateralen Schleife
sehr nahe kommt, macht sich diese Komplikation bei Feten
von einem gewissen Alter nicht geltend, so daß sich hier der
Verlauf beider Schleifen gut übersehen läßt. Die so charakteristischen hinteren („knopfförmigen") Bündel der Hauptschleife gehen in den Thalamus über, wo sie mit den Schleifen-
kernen in Verbindung treten und durch diese mit dem Stabkranz der hinteren Zentralwindung. Schwierigkeiten ent-
stehen in der Gegend der Kniehöcker nur durch die dem
oberen Vierhügel entstammenden feinen Bündel, deren Endstätte noch nicht genau festgestellt ist. Die aus dem inneren
Kniehöcker durch die hintere innere Kapsel in die Schläfenlappen übergehenden Bündel (Hörstrahlung FLECHSIG) erscheinen myelogenetisch durchaus einheitlich, so daß ich sie
auch bis zum Eintritt in die Querwindungen für durchaus
einheitlich halte. Dasselbe gilt vom äußeren Kniehöcker und
der primären Sehstrahlung FLECHSIG, d. h. von deren lateral-
sten Bündeln. In der sekundären (inneren) Sehstrahlung
findet sich bereits sehr früh in der Nähe der Kniehöcker ein
dünnes Bündel, welches eventuell anderen Funktionen dienen
könnte, dessen eigentliche Bedeutung aber noch vollständig im
Dunkeln liegt, welches vorläufig also auch nicht in C. WINKLERS
Sinn als statische Leitung bezeichnet werden kann.

2. Das Vorderhirn.

In einem überaus charakteristischen Gegensatz zum
Rautenhirn steht das Vorderhirn, indem es nicht sowohl
rein körperlichen Bedürfnissen dient, als in der Hauptsache

die Beziehungen des *Selbst* zur Außenwelt regelt, was naturgemäß in erster Linie Wahrnehmung der *äußeren Vorgänge* voraussetzt, wogegen das Selbst zunächst zurücktritt: Sinneswahrnehmungen, Erinnerungsbilder, Vorstellungen, Begriffsbildungen in der Sprache niedergelegt und Willensakte sind die Hauptstationen der Entwicklung der Vorderhirnseele, die höheren (ethischen und ästhetischen) Gefühle wichtige Begleiterscheinungen. In der Tätigkeit des Rautenhirns überwiegen die Instinkte und Gemeingefühle, in der des Vorderhirns die persönliche Erfahrung durch die äußeren Sinne. Der Gang der Myelogenese zeigt deutlich den Weg, welchen das Gehirn zurückzulegen hat, um zu voller Leistungsfähigkeit auf diesem Gebiet zu gelangen, man könnte fast sagen in schematisch klarer Weise. Zuerst tritt Mark auf an den Leitungen zwischen *sensorischen Endapparaten* und Vorderhirnrinde. Abgesehen von einigen Fasern des Linsenkerns beginnen hier mit der Markbildung die Fortsetzungen der hinteren Wurzeln und ihrer cerebralen Äquivalente in Gestalt der *Hauptschleife*, welche vom Großhirnschenkel her zunächst in den Thalamus eintritt und von hier in die innere Kapsel bzw. den Stabkranz sich fortsetzt.

Der *Weg der Schleife durch den Thalamus* hindurch ist noch nicht *völlig* einwandfrei festgestellt. Ich habe früher angenommen, daß die Hauptschleife im Thalamus am ventrolateralen Kern und zum kleineren Teil am Centre médian endet und daß von deren Zellen aus die Fortsetzung in den Stabkranz erfolgt. Diese Thalamusteile sind *im Fall* HÖSEL auch teilweise geschwunden; dies beweist aber nur einen Zusammenhang der hinteren Zentralwindung mit diesen Thalamuskernen, nicht mit der Hauptschleife, indem in jenem Fall zwischen Centre médian und unterer Fläche des Thalamus ein markloses Feld hervortritt, in welches von unten her die degenerierte Schleife, von oben her degenerierte Stabkranzbündel der hinteren Zentralwindung einstrahlen. Dies hat HÖSEL dahin gedeutet, daß die Schleife durch den Thalamus hindurchzieht, ohne zu ihm in Beziehung zu treten. Dann würden die Hinterstrangkerne Parallelbildungen zu den Kniehöckern darstellen, was durchaus unwahrscheinlich ist. Die Myelogenese spricht entschieden gegen Hösels Ansicht; sie ergibt Bilder, welche für den Eintritt von Schleifenfasern in den ventrolateralen Kern und weniger in das Centre médian sprechen (von ca. 34 cm an). Ramon y Cajal tritt aber noch in seiner neuesten Kundgebung (Autobiographie) dafür ein, daß die Hauptschleife *vollständig* im *ventrolateralen* Kern des Thalamus an den Ganglienzellen endet, und daß von diesen die Fortsetzungen zu Stabkranz und Großhirnrinde ausgehen. Da die Höselschen Befunde hier durchaus nicht eindeutig sind, halte ich es nach allem für erwiesen, daß hauptsächlich der *ventrolaterale Thalamuskern* eine Station der Hauptschleife darstellt. Darüber, daß die von hier ausgehenden Stabkranzbündel zu den Zentralwindungen gelangen, dürfte Übereinstimmung herrschen. Ihr Verlauf ist nur genauer zu erfassen durch Auseinanderlegung der inneren Kapsel, jenes theoretisch wie praktisch so überaus wichtigen weißen Feldes, welches zwischen dem Thalamus einer-, dem Corpus striatum andererseits sich erstreckt und im wesentlichen sich aus Projektionsfasern zusammensetzt. Ich unterscheide wie bereits erwähnt einen vorderen und hinteren Schenkel der inneren Kapsel, welche in einem Winkel („Knie" Flechsig) zusammenstoßen. Die Projektionsfasern, welche Sinnesleitungen angehören, finden sich im hinteren Schenkel, welcher in der hinteren Hälfte (Carrefour sensitif Charcots) Teile dreier höherer Sinnesleitungen (aus Haut, Auge und Ohr) enthält, vor allem die Fortsetzung der Hauptschleife, welche nach ihrem Austritt aus dem Thalamus als ein breiter (bei 43 cm überaus deutlich hervortretender) Fächer zur Rinde emporsteigt, zum großen Teil in den vorderen Abhang der hinteren, zum kleineren Teil in den hinteren Abhang der vorderen Zentralwindung. Die erheblich später ummarkte motorische Pyramidenbahn (45—46 cm) liegt der sensiblen Leitung als ein auf dem Querschnitt ovales Bündel in der inneren Kapsel an und geht hauptsächlich aus der vorderen Zentralwindung hervor, aus deren *Riesenzellen* sie entspringt. Es beginnt also die Myelogenese in der Vorderhirnrinde in einem scharf umgrenzten Gebiet, welches ich mit MUNK als *Körperfühlsphäre* bezeichnet habe. Hier tritt auch die erste Furche an der vorher glatten Rinde auf, die Zentralfurche, aber nicht, wie man gewöhnlich lehrt, lediglich als Einstülpung, sondern auch durch Ausstülpung, indem sich die Zentralwindungen vorwölben und die Furche zwischen sich lassen (vgl. Atlas Tafel II, Fig. 1 u. 2). Kurz nach der Hauptschleife ummarkt sich ein zweites Bündel, welches aus dem Carrefour sensitif zum Gyrus hippocampi herabsteigt und in dessen Mark nach vorn läuft; die Funktion dieser Leitung ist noch nicht sicher festgestellt (Geschmack?). Wichtig ist, daß der Gyrus hippocampi myelogenetisch sowohl als phylogenetisch eine Windung von *besonders hohem Alter* darstellt. Schon vorher ist im Tractus olfactorius die Markbildung an einzelnen Fasern bis zur Rinde des Uncus vorgedrungen und grenzt hier ein Feld ab, welches durch besonders einfachen Bau (im wesentlichen nur eine Schicht von größeren Ganglienzellen) ausgezeichnet ist: *Riechsphäre.*

Ich verlasse hier zunächst die Reihenfolge, in welcher die Myelinisation im eigentlichen Vorderhirn abläuft und wende mich zur Gliederung der Vorderhirnrinde *in ihrer Gesamtheit* durch die fortschreitende Myelogenese. Wie bereits angedeutet, grenzen sich zunächst Bezirke ab, in deren jeden eine *Sinnesleitung* eintritt, während später eine entsprechende zugeordnete motorische Bahn sich entwickelt. Da diese „*Sinnessphären*", *wie ich sie genannt habe, nur einen, und zwar nur den kleineren Teil der Gesamtrinde repräsentieren, so bleiben daneben große Felder übrig, in welche geschlossene Projektionssysteme*[1]) *sich niemals verfolgen lassen.* Ich habe diese zweite

______

[1]) Daß sich gelegentlich einzelne Projektionsfasern in die zweite Gruppe von Feldern verirren können, ist natürlich möglich; da man aber für derartige aberrierte Elemente Anfang und Ende zugleich nie feststellen kann, was bei geschlossenen Bündeln meist leicht gelingt, so ist das Betonen dieses seltenen Vorkommnisses nicht irgendwie ausschlaggebend.

Gruppe bisher meist als *Assoziationszentren* bezeichnet, weil sie große Mengen von Assoziationsfasern (MEYNERT), d. h. Verbindungsfasern verschiedener Rindenstellen enthalten, *habe sie also rein anatomisch charakterisiert*, aber sie *bereits in meiner Rektoratsrede* (1894) auch gleichzeitig funktionell „geistige" Zentren (Coagitationszentren) genannt, so daß dieser letztere Ausdruck nicht von meinen Verbesserern, sondern von mir selbst vorgeschlagen worden ist. — Ich gebe nun zunächst einen Überblick über die wichtigsten Einzelbefunde.

a) Sinnessphären.

Für jeden Sinn läßt sich ein besonderes Rindenfeld nachweisen, abgesehen vom *Geschmack*, der eigenartig komplizierte Verhältnisse darbietet, indem nach Erfahrungen an Mißgeburten, welchen das Vorderhirn völlig fehlt, scheinbar bewußte, jedenfalls zweckmäßige Reaktionen auf Geschmacksreize auch von dem Rautenhirn ausgehen können.

α) Die Riechsphäre.

Die menschliche Riechsphäre[1]) ist bekanntlich im Vergleich zu den niederen Säugern klein und unansehnlich, und demgemäß spielt sie auch beim reifen neugeborenen Menschen eine geringe Rolle, besonders im Vergleich zu dem so überaus lebenswichtigen Geschmack. Der Riechtraktus zeigt bereits bei 34 cm Körperlänge einzelne markhaltige Fasern. Es sind offenbar myelogenetisch eine Anzahl von zentralen Endorganen zu unterscheiden. Der Hauptteil, der äußere Riechstreifen, endet in der Rinde der Hakenwindung des Schläfenlappens in einem durch charakteristischen Bau (in der Hauptsache nur eine Schicht größerer Ganglienzellen) ausgezeichneten Rindenfeld (vgl. Atlas Tafel XXIV, Fig. 1). Aus den Endigungen des *inneren* Riechstreifens im Trigonum olfactorium und in der Substantia perforata anterior gehen verschiedene Leitungen hervor: Zur inneren Riechwindung

---

[1]) In Anbetracht der besonders frühzeitigen Ummarkung der Riechstreifen behandle ich den Riechapparat an erster Stelle.

am Balkenknie, das primäre Cingulum aus dem Diagonalbündel, ferner Bündel zum Globus pallidus des Linsenkerns, in welchen bereits bei 34 cm markhaltige Fasern aus der Substantia perforata anterior eintreten. Einen Teil dieser Fasern habe ich in früheren Stadien meiner Untersuchungen irrtümlich zu den Assoziationssystemen gestellt. Auch der Fornix longus gehört hierher; er dringt vom Septum pellucidum her, welch letzteres gleichfalls mit der Lamina perforata anterior zusammenhängt, in den Balkenkörper ein, durchbohrt denselben unter den Zentralwindungen und gelangt so auf die Rückenfläche des Balkens bzw. dessen Splenium und von hier aus in den Gyrus hippocampi. Zweifelhaft bleibt aber zunächst, ob er nicht irgendwie auch an dem Geschmack beteiligt ist, wofür freilich nur die eine Tatsache spricht, daß bei Erweichungsherden in der Gegend des Balkenwulstes wiederholt Aufhebung des Geschmacks (Ageusie) gefunden worden ist.

β) Der Geschmack.

Ein wohlumgrenztes Rindenfeld des Geschmacks ist in der Vorderhirnrinde noch nicht sicher festgestellt, wie schon HENSCHEN in seiner Biographie betont hat. Die starke Entwicklung des Gyrus hippocampi bei den grasfressenden Säugern, welche allem Anschein nach über einen sehr feinen Geschmack verfügen, und die starken assoziativen Verbindungen dieses Gyrus mit der Riechsphäre genügen nicht zu einem bestimmten Urteil; am ehesten könnte man den aus der hinteren inneren Kapsel hervorgehenden Faserzug zum Gyrus hippocampi für eine Schmeckbahn halten; da aber Mißgeburten ohne Vorderhirn (Hemicephalen) offenbar Süß und Sauer scharf unterscheiden und nur Süßes gern schlucken, so könnte man daran denken, daß der Geschmack bezüglich seiner Hirnzentren von den übrigen Sinnesnerven fundamental abweicht. Es wäre wohl denkbar, daß das Neugeborene seine Geschmackseindrücke nicht objektiviert, sondern einfach je nach dem Geschmack der zugeführten Nahrung Lust bzw. Unlust spürt, daß diese *Gefühle* also die spezifische Energie des basalen Geschmacksorgans darstellen. Es handelt sich ja offenbar um unmittelbar vererbte Erfahrungen unzähliger Generationen. Reife neugeborene Kinder mit intaktem Vorderhirn leisten in bezug auf den Geschmack wie auch in bezug auf die vegetativen Triebe nicht mehr als manche Hemicephalen. Auch aus Beobachtungen an gesunden Frühgeburten bis Ende des 8. Monats geht hervor, daß die Geschmacksleistungen eine ausgebildete Sinnessphäre in der Vorderhirnrinde *nicht* voraussetzen, und daß höchstwahrscheinlich das Rautenhirn an diesen Funktionen beteiligt ist.

γ) Die Körperfühlsphäre.

Die Rindenabschnitte, welche ich als Körperfühlsphäre zusammenfasse, unterscheiden sich von den anderen Sinnessphären in einem wesentlichen Punkt. Während die letzteren myelogenetisch durchaus einheitlich sind, besteht die Körperfühlsphäre aus einer Reihe von myelogenetischen Rindenfeldern, welche sukzessiv Mark erhalten, und zwar in einer streng gesetzmäßigen Reihenfolge. Es gliedert sich also die Körperfühlsphäre in eine Anzahl Unterabteilungen, deren ich zunächst, d. h. bis auf weiteres, vier unterscheide:

a) die Zentralwindungen, besonders an den Flächen gegen die Zentralfurche (vgl. besonders Tafel 1, 1 b, 4 b, 2—6),

b) die agranuläre Zone, Vorderfläche der vorderen Zentralwindung, Fuß der 1. und 2. Stirnwindung teilweise (Tafel 8),

c) die erste Stirnwindung dicht vor der agranulären Zone (Tafel 15),

d) der Gyrus fornicatus, soweit er den vorgenannten Teilen anliegt.

Ich betrachte alle diese verschiedenen Gebiete als eine Art Einheit, obwohl sie keineswegs in Bezug auf den feineren Bau übereinstimmen, da ihnen andrerseits *allen* (auch dem gyr. fornicatus) die Verbindung mit dem Sehhügel gemeinsam ist, so daß letzterer als *das* subcorticale Ganglion der Körperfühlsphäre zu betrachten ist. Die

Bündel aus dem Occipitalhirn (Sehsphäre usw.) und dem Gyrus hippocampi (Fornix, corpus mamillare, Vicq d'Azyr und vorderem Thalamuskern) leiten sämtlich cortifugal!

Daß die *Zentralwindungen* funktionell eine Sonderstellung einnehmen, ist schon vor Beginn meiner Studien von namhaften Forschern angenommen worden. Indes hat niemand daran gedacht, daß hier die Endstationen der *Hauptschleife* (also indirekt der hinteren Wurzeln des Rückenmarks und ihrer cerebralen Äquivalente) gegeben sind; ließen doch noch MEYNERT und CHARCOT die Hinterstränge durch die äußeren Bündel der Pyramiden in die *Hinterhauptslappen* übergehen und suchten *hier* die Rindenzentren für die sensitiven Hautnerven. Daß die Pyramidenbahnen direkt aus der Rinde der vorderen Zentralwindungen hervorgehen und *nichts* mit Striatum und Thalamus zu tun haben, habe ich zuerst näher dargelegt in meinen ,,Systemerkrankungen im Rückenmark", Gesamtausgabe 1878 bei Walter Wigand, Leipzig, doch hatte in bezug auf die Rindenursprünge der Pyramidenbahnen CHARCOT bereits insofern vorgearbeitet, als er vordere und hintere Zentralwindungen als Ursprungsgebiete betrachtete. In meinen ,,Systemerkrankungen" findet sich zum ersten Male der Hinweis, daß es sich bei den FRITSCH-HITZIGschen Reizungsversuchen der Hirnoberfläche um die Ursprünge der Pyramidenbahnen bei den Versuchstieren handeln könne, mit ausführlicher Motivierung dieser Annahme, welche später einwandfrei bestätigt worden ist. Die Myelogenese ist also auch hier Führerin zu einer Erkenntnis von fundamentaler Bedeutung gewesen. Auf einer in meinem Atlas S. 41, Fig. 8 reproduzierten Skizze hat FEDOR KRAUSE in mustergültiger Weise die reizbaren Punkte der *vorderen Zentralwindung des Menschen* zusammengestellt, zum Teil auf Grund eigener Versuche an Operierten, aus denen hervorgeht, daß im wesentlichen die motorischen Nerven der Extremitäten und des Kopfes, speziell der Sprachmuskulatur einschließlich des Kehlkopfes, isoliert erregt werden können, nicht aber die Nerven von *Rumpf* und *Nacken.* Die letzteren müssen also in einem anderen Hirnteil vertreten sein, und es fragt sich, wieweit hier nur das Rautenhirn (Wurm des Kleinhirns) in Betracht kommt. Indes hat man auch bei Läsionen der 1. und 2. Stirnwindung Ataxie („Stirnhirnataxie") beobachtet, welche große Ähnlichkeit mit der Kleinhirnataxie darbietet. Auch Störungen des Gehens und Stehens, Abweichungen der Gehrichtung nach der erkrankten Seite kommen hier in Betracht, die höchstwahrscheinlich Läsionen der vorderen Körperfühlsphäre ihren Ursprung verdanken und an denen in erster Linie oberer Sehhügelstiel und ARNOLDsches Bündel beteiligt sein dürften. Der erstere geht hervor aus dem dorsolateralen Thalamuskern, in welchen von unten her eine Fortsetzung der oberen Kleinhirnstiele aus dem roten Kern eintritt.

Der zweitgrößte Teil der Körperfühlsphäre ist gegeben in der *agranulären* Zone, vorderer Abhang der vorderen Zentralwindung, Fuß der 1. und 2. Stirnwindung, zuerst abgegrenzt von meinem Schüler und Freund WILHELM Freiherrn VON BRANCA, Kgl. bayrischem Kämmerer, einem der ersten Opfer der Hebephrenie Ludwigs II. Derselbe löste eine Preisaufgabe der Universität Leipzig über die örtlichen Unterschiede im Bau der menschlichen Großhirnrinde, erhielt auch den Preis, starb aber leider vor ihrer Publikation, ein beklagenswerter Verlust auch für die Wissenschaft. Derselbe entdeckte einige bis dahin unbeachtete Ganglienzellenformen, besonders die Riesenspindeln des Gyrus fornicatus. Da die Körperfühlsphäre das weitaus größte Sinnesorgan repräsentiert: die Haut, daneben aber auch große Teile der Muskulatur und eine Anzahl Gemeingefühle, so muß sie erheblich ausgedehnter sein als die übrigen Sinnessphären, ohne daß man hierin einen Beweis gegen ihre Einheitlichkeit erblicken müßte (vgl. S. 121 bis 122).

Von besonderem Interesse erscheinen histologisch die beim Erwachsenen bis über einen halben Meter langen, aus dem oberen Drittel der vorderen Zentralwindung hervorgehenden Pyramidenfasern. Die Achsenzylinder derselben sind von ungewöhnlicher Stärke und geben dicht unterhalb des Ursprungs eine gewaltige Collaterale[1]) ab, von einer gleichfalls sonst *nirgends im Gehirn vorkommenden* Stärke. Sie sind auf eine ganz besonders lange Leitung eingerichtet, wie auch die Riesenzellen der vorderen Zentralwindung in dem oberen Drittel erheblich größer sind als die in dem unteren (dort Ursprung der längsten, hier der kürzesten Fasern der Pyramidenbahnen). Das aus dem *unteren* Drittel der vorderen Zentralwindung hervorgehende HOCHEsche Bündel (motorische Sprachnerven usw.), welches im Großhirnschenkelfuß nach innen von der Pyramidenbahn gelegen ist, erhält erst nach dieser Mark und tritt so beim Neugeborenen besonders deutlich hervor.

Was die schon früher erwähnten zahlreichen *Variationen* der Pyramidenbahnen anbelangt, so sind die hierdurch bedingten Asymmetrien und sonstigen makroskopisch sichtbaren Formveränderungen gleichfalls von hohem Interesse. Ich verweise bezüglich der Extreme (Verlauf der Pyramidenbahnen ausschließlich gekreuzt in den Seitensträngen und ausschließlich ungekreuzt in den Vordersträngen) auf meine „Systemerkrankungen im Rückenmark" (Leipzig: Walter Wigand 1878). Tafel IX und meine „Leitungsbahnen usw." 1876.

Eine besondere Behandlung verdient noch die Frage, ob auch die *dritte* Stirnwindung wenigstens teilweise zur Körperfühlsphäre gehört. Der Zeit ihrer Ummarkung nach schließt sie sich teilweise dem Fuß der zweiten Stirnwindung an, ja der unterste Abschnitt (*Frontale* Querwindung FLECHSIG, Tafel 11) läßt sogar erheblich früher markhaltige Bündel erkennen, so daß die gesamte dritte Stirnwindung myelogenetisch in drei Teile zerfällt: 1. das unterste basale Drittel (Frontale Querwindung FLECHSIG, vgl. Atlas S. 12, Fig. 1 u. 2 Feld 14); 2. das obere Drittel, pars opercularis (Atlas 25) und 3. das mittlere

---

[1]) Vgl. FLECHSIG, „Über eine neue Färbungsmethode usw.". Ber. d. Kgl. Sächs. Ges. d. Wiss., mathem.-physikal. Kl., Sitzung vom 5. August 1889, Untersuchungen von HELD mittels der von BRANCA ausgebildeten *Rotholzfärbung*. Die BRODMANNsche Einteilung der vorderen Zentralwindung ist grob schematisiert.

Drittel, weitaus der größte Abschnitt (35). Die dritte Stirnwindung weicht also in ihrem hinteren und mittleren Drittel myelogenetisch so bedeutend von der vorderen Zentralwindung (Felder 4—7) ab, daß an eine Übereinstimmung beider in anatomischer Hinsicht nicht gedacht werden kann. Ich rechne den hinteren Abschnitt der dritten Stirnwindung zu den „*Randzonen*" der Sinnessphären, s. u. Wenn man den vorderen Teil der Körperfühlsphäre (Atlas Feld 11, r. Stirnwindung) mit dem aufrechten Gang des Menschen in Verbindung bringen würde, müßte die *Sprache* später gesetzt werden (vgl. hierüber das unten zur Entwicklung der Sprache Gesagte). Irgendein Beweis für eine *direkte* regelmäßige Verbindung der Rinde der dritten Stirnwindung mit den motorischen Sprachnerven liegt, wie mir scheint, nicht vor, weder anatomisch noch experimentell, wie auch FEDOR KRAUSE in der dritten Stirnwindung eine Reizstelle für die Sprachmuskulatur bzw. überhaupt für motorische Nerven *nicht* gefunden hat, wohl aber in der vorderen Zentralwindung. Ich kann sonach auch den *gelegentlichen* Fund einzelner Projektionsfasern im Fuß der dritten Stirnwindung nicht als Beweis einer Gleichwertigkeit mit dem unteren Drittel der vorderen Zentralwindung betrachten.

Das *untere* Drittel der dritten Stirnwindung steht in Verbindung mit einem beträchtlichen Faserzug, welchen ich als *dorsales Randbündel der Insel* bezeichnen will. Derselbe verläuft bis an den Fuß des Stabkranzes der Zentralwindungen (Atlas Taf. XVI, Fig. 1 F III bis x, Taf. XV, Fig. 5 a$_1$ bis F III) und verschwindet zum Teil zwischen dessen Bündeln (Kollateralen?); zum Teil setzt es sich weiter nach rückwärts fort bis in den Gyrus supramarginalis und in die Hörsphäre. Auf dieser hinteren Strecke herrscht aber ein Fasergewirr, das eine wirkliche Verfolgung, auch myelogenetisch, kaum möglich erscheinen läßt. Es ist die Möglichkeit gegeben, allerhand auch die Sprache betreffende Zusammenhänge zu konstruieren, doch fehlt es an wirklich zuverlässigen Anhaltspunkten. Die Gesamtanordnung ließe daran denken, daß hier eine Verbindung der dritten Stirnwindung mit der Hörsphäre nebst Randzonen gegeben ist. Da auf der ganzen (Atlas Taf. XV, Fig. 5a) dargestellten Strecke Störungen der Lautsprache hervorgerufen werden können, so erscheint es geboten, das dorsale Randbündel der Insel bei der Erörterung der Sprachlokalisationen in Betracht zu ziehen. Auch wird noch näher zu prüfen sein, ob es sich bei dem Faserzug zum unteren Drittel der dritten Stirnwindung, welcher unweit auch des mittleren und hinteren Drittels verläuft, etwa um Kollateralen des Stabkranzes des unteren Drittels der vorderen Zentralwindung handeln könnte.

δ) Sehsphäre.

Dieselbe stellt in mehrfacher Hinsicht einen Gegensatz zur Körperfühlsphäre dar. Sie ist durchaus einheitlicher Natur in ihrer ganzen Ausdehnung, nicht nur myelogenetisch, sondern auch in bezug auf Struktur und Verbindungen. Sie ist deshalb auch zuerst von allen Sinnessphären der Vorderhirnrinde richtig abgegrenzt worden. Die Schichtenanordnung der Sehsphäre kehrt nirgends in der Rinde wieder und bewirkt, daß sie schon makroskopisch sich deutlich heraushebt, insbesondere durch den VICQ d'AZYRschen Streifen. Die Myelogenese bringt nun eine *neue* Tatsache zu den schon vor längerer Zeit festgestellten hinzu: die Gliederung der Sehstrahlungen GRATIOLETS, d. h. der Fasersysteme, welche von der Gegend der äußeren Kniehöcker und vom Thalamus her gegen den Hinterhauptspol verlaufen. Dieselben sind durchaus *nicht* einheitlicher Natur, sondern enthalten, wie sowohl myelogenetisch als bei sekundären Degenerationen deutlich hervortritt, mindestens drei verschiedene Leitungen, welche es gilt auseinanderzuhalten. Dies gelingt insofern geradezu glänzend, als ein Fasersystem allen anderen in der Markbildung vorauseilt, welches ich demgemäß als *primäre Sehstrahlung* bezeichnet habe. Schon bei 50 cm ist sie über ihren ganzen recht erheblichen Querschnitt markhaltig, so daß sich ihre Rindenendigungen genau feststellen lassen, und hierbei ergibt sich, daß ihre corticale Ausbreitung sich genau auf das Gebiet des Vicq d'Azyrschen Streifens erstreckt, daß aber andererseits ihre sämtlichen Fasern aus dem *äußeren Kniehöcker* hervorgehen, so daß *nur dieser* als optisches subcorticales Ganglion der Sehsphäre zu betrachten ist. Ich übergehe zunächst die Tatsache, daß jeder äußere Kniehöcker gekreuzte und ungekreuzte Fasern aus dem Tractus opticus aufnimmt und beide Arten an die primäre Sehstrahlung abgibt. Der Rindenabschnitt, worin diese letztere endet, ist nun charakterisiert durch seine Lage zur Fissura calcarina, indem er mit Ausnahme des vordersten Abschnittes diese Furche auskleidet, überdies auch meist auf die letztere nach *hinten* abschließende Windung übergeht. Dieser am Hinterhauptspol *frei* liegende Teil der Sehsphäre scheint anthropologisch gewisse Variationen darzubieten, indem der auf der äußeren Polfläche (*Gyrus descendens*) gelegene Teil besonders groß gefunden worden ist bei den geistig am tiefsten stehenden Menschenrassen. Ich habe aber auch bei der mitteldeutschen Bevölkerung gelegentlich Schwankungen in der Ausdehnung festgestellt. Indem nun außerdem die Erfahrungen im Weltkrieg gezeigt haben, daß Verletzungen dieses hintersten Abschnittes besonders häufig zu Störungen des zentralen Sehens führen, ist noch Vorsicht geboten in der Bewertung des hinten außen gelegenen Teiles der Sehsphäre. Myelogenetisch läßt sich weder erkennen, wo in der Vorderhirnrinde das Maculargebiet, noch wo die obere und untere Hälfte der Netzhaut repräsentiert sind. Hier kann nur die Pathologie sichere Aufschlüsse gewähren. Salomon Henschen hat sich besondere Verdienste auf diesem Gebiet erworben. Um zu erklären, daß einseitige Herde nie eine ganze Macula zum Ausfall bringen, hat man auf Faserzüge verwiesen, welche sich von der primären Sehstrahlung im Niveau des Balkenwulstes abzweigen und durch diesen hindurch in die Sehsphäre der anderen Hemisphäre übergehen, so daß im Balkenwulst eine partielle Rückkreuzung des Tractus opticus stattfinden würde. Es ist mir nicht gelungen, diese Bahn je in ganzer Länge auf einem Schnitt darzustellen. Der Balken der Sehsphäre ist, myelogenetisch betrachtet, *überraschend gering* ausgebildet (vgl. u. Balken). Ich muß es mir indes zunächst versagen, auf weitere Einzelheiten bezüglich des Sehapparates einzugehen. Hier sei nur noch darauf hingewiesen, daß die in den vorderen Vierhügel eintretenden Bündel des Tractus opticus keine Kreuzung, wie CHARCOT annahm, sondern die GUDDENsche Commissur (?) darstellen; dieselbe erhält später Mark als der Tractus opticus für den äußeren Kniehöcker; ich habe sie noch bei reifen Kindern marklos gefunden und bis an die graue Substanz des vorderen Hügelpaares verfolgen können. Die *primäre Sehstrahlung* verläuft zum Teil zunächst nach vorn unten, biegt aber im hinteren Schläfenlappen knieförmig nach hinten um (Knie der primären Sehstrahlung FLECHSIG, Atlas Taf. XIX, Fig. 1). v. MONAKOW und andere haben darin ein Assoziationssystem (Fasciculus longitudinalis inferior) erblicken wollen, offenbar auf Grund der Anwendung unsicherer Untersuchungsmethoden. Die Myelogenese zeigt auch auf das deutlichste das Hervorgehen der primären Sehstrahlung aus dem äußeren Kniehöcker, nicht aber irgendwie deutlich aus dem hinteren Thalamus; von einer doppelten Rindenverbindung ist nichts wahrzunehmen, auch nicht an den klarsten Präparaten. Gerade hier tritt die Überlegenheit der myelogenetischen Methode auf das deutlichste hervor. — Aus occipito-temporalen Rindenabschnitten geht ein starkes Stabkranzbündel hervor, welches in den Thalamus opticus eintritt, absteigend degeneriert und den Hauptbestandteil der *sekundären* Sehstrahlung bildet (zentrifugales Occipitalbündel). Das ganze Pulvinar, das Stratum zonale und ein Teil des inneren Sehhügels wird überschwemmt von diesen Fasermassen, welche mit dem Sehen direkt nichts zu tun haben, wahrscheinlich aber mit Erregungen, welche von der Gegend der Sehsphäre ausgehen, durch Assoziationssysteme auf benachbarte occipitotemporale Rindengebiete übertragen werden und von diesen aus durch die sekundäre Sehstrahlung auf den Thalamus und hierdurch (indirekt!) auf andere

Gebiete der Vorderhirnrinde übergehen, so z. B. auch auf die Körperfühlsphäre. Es würde hiermit z. B. die Möglichkeit gegeben sein, daß von den Zentralwindungen ausgehende Bewegungen der Leitung der Augen unterworfen werden. In späteren Publikationen habe ich stets *nur die mit dem Vicq d'Azyrschen Streifen ausgestatteten* Rindengebiete um die Fissura calcarina als Sehsphäre bezeichnet. Die Gesamtheit der stabkranzhaltigen Gebiete und somit auch die Sehsphäre, wie ich sie *jetzt* auffasse, geben die Figuren 1 und 2, Seite 12 des Atlas wieder. Die Ursprünge des zentrifugalen Occipitalbündels konnte ich leider myelogenetisch noch nicht sicher feststellen. Vermutlich gehört hierher auch ein kleines Gebiet am oberen Ende der Fissura occipitalis perpendicularis (Atlas Feld 15, Tafel Feld 9). — Überraschende Aufschlüsse gewährt die Myelogenese über die primäre Sehstrahlung auf *Sagittalschnitten*, indem sich hier zeigt, daß zahlreiche Bündel zunächst gegen das Scheitelhirn (Gyrus angularis) emporziehen, nicht aber in dessen Rinde eintreten, sondern nach hinten umbiegen, wobei ihr Verlauf durch tiefe Furchen vielfach kompliziert wird (vgl. Atlas Taf. XIV, Fig. 3 und Taf. XII, Fig. 2). Es ist durch diese Verlaufsweise die Möglichkeit gegeben, daß weit in die Tiefe reichende Herde im Gyrus angularis Teile der primären Sehstrahlung unterbrechen und Gesichtsfelddefekte erzeugen, wobei *lediglich vorüberziehende* Fasern der optischen Leitungen in Betracht kommen. Die Rinde des Gyrus angularis hat nach den klaren myelogenetischen Bildern mit *direkten* optischen Eindrücken nichts zu tun.

ε) Hörsphäre.

Die Hörsphäre ist zuerst auf rein myelogenetischem Wege aufgefunden worden; ich kenne wenigstens in der früheren Literatur keinerlei Hinweis darauf, daß sie ausschließlich in den Querwindungen der Schläfenlappen zu suchen ist. Die pathologischen Untersuchungen, welche später angestellt wurden (ganz besonders von MONAKOW u. a.), brachten zunächst allerhand Einwände gegen meine Auffassung, haben aber schließlich nur bestätigt, was ich von vornherein behauptet hatte auf Grund der gerade *auf diesem Gebiet besonders klaren myelogenetischen Bilder*. Bezüglich der überaus mangelhaft fundierten abweichenden Anschauungen BRODMANNS verweise ich auf PFEIFER a. a. O., S. 42—45. Hier findet sich auch das Urteil FRANZ NISSLS, eines der besten Kenner der menschlichen Vorderhirnrinde, über BRODMANNS Arbeitsweise (Abgrenzung von Rindenfeldern mehr nach subjektivem Ermessen als nach streng objektiven Merkmalen). Natürlich war es notwendig, mittels *herdförmiger Erkrankungen* nachzuweisen, daß das Gehör tatsächlich schwer gestört wird durch Zerstörungen im Bereich der Querwindungen, was denn auch von zuverlässigen Untersuchern bestätigt worden ist (in erster Linie von HENSCHEN). Es ist aber ganz unmöglich, ausschließlich vermittels pathologischer Methoden genau den Umfang der Hörsphäre festzustellen, sofern man die myelogenetische Differenzierung nicht kennt.

Die Hörsphäre ist bei rechtzeitig geborenen Früchten in der Regel durch ihren Markgehalt scharf unterschieden von allen anderen Teilen der Schläfenlappenrinde, indem die Hörleitung (Hörstrahlung FLECHSIG) im Vorderhirn sich scharf abhebt als erstes markhaltiges Stabkranzbündel des Schläfenlappens, abgesehen von Gyrus hippocampi und Riechsphäre. Übereinstimmung besteht darüber, daß die Hörstrahlung aus dem inneren Kniehöcker hervorgeht (VON MONAKOW an der Katze), nicht aber darüber, ob nicht noch andere Faserzüge beteiligt sind. Insbesondere hat CORNELIUS WINKLER über den N. octavus Ansichten geäußert, auf welche ich angesichts der prominenten Stellung dieses Autors hier kurz eingehe. Bereits in meinen Leitungsbahnen von 1876 habe ich darauf hingewiesen, daß der N. cochlearis durch den vorderen Acusticuskern in Verbindung tritt mit dem Corpus trapezoideum der Oblongata, und daß hierin die Verbindung des Cochlearis mit dem Vorderhirn gegeben ist. Diese Ansicht gründet sich auf die Beobachtung[1]), daß das Corpus trapezoideum nach Kreuzung in der Mittellinie zum größten Teil aufsteigt zur lateralen Schleife und mit dieser in den hinteren Vierhügel eintritt; erheblich später habe ich gefunden, daß ein Teil des Corpus trapezoideum direkt in das Brachium conjunctivum des hinteren Vierhügels eintritt, so daß also zwei Bahnen zum Vorderhirn bestehen: diejenige, in welche der Kern des hinteren Vierhügels eingeschaltet ist, und die, welche letzteren umgehend durch das Brachium conjunctivum posticum direkt mit dem inneren Kniehöcker in Verbindung tritt. Aber auch der Kern des hinteren Vierhügels sendet Fasern zum Brachium conjunctivum posticum, so daß also beide Bahnen schließlich in den inneren Kniehöcker münden. Von letzterem geht die *Hörstrahlung* aus, welche nach außen zieht und die innere Kapsel am hintersten Ende durchquerend in den Schläfenlappen gelangt. Ich halte diesen Verlauf auch gegenwärtig noch für einwandfrei, insbesondere gegenüber dem Versuch von Monakows, einen anderen Weg als den allein richtigen hinzustellen. Dieser Autor hat bei Katzen (also nicht wie ich beim Menschen) durch Einstich in die Gegend des Tuberculum acusticum eine sekundäre Degeneration erzeugt, welche nach ihm deutlich den Weg der akustischen Leitung darstellt. Er spricht hier von Striae acusticae, die sich aber nicht mit den beim Menschen frei sichtbaren Streifen am Boden der Rautengrube decken, sondern sich alsbald in die Tiefe senken, die Mittellinie überschreiten, sich dem Corpus trapezoideum hinten anlegen und so zur lateralen Schleife gelangen sollen. Ich kenne diese

---

[1]) Vgl. Sitzungsber. d. Kgl. Sächs. Ges. d. Wiss. vom 4. Mai 1885 und ebendaselbst Sitzung vom 22. Juli 1907: „Zur Anatomie der Hörsphäre des menschlichen Gehirns." Hier finden sich auch Abbildungen der völlig abweichenden Verhältnisse beim Gorilla und des Gehirns eines musikalischen Wunderkindes, von welchem Franz Liszt sagte, daß es mehr könne als er selbst. Die *Stirnlappen* sind hier beiderseits von einer *ganz ungewöhnlich reichen* Entwicklung, wie ich sie *sonst nie* gefunden habe. Die Hörsphären sind gut, aber *nicht außerordentlich* entwickelt. Das musikalische Genie scheint hiernach ein stark entwickeltes Stirnhirn vorauszusetzen: Logik ohne Worte.

Bahn auch vom Menschen; dieselbe ist hier aber so faserarm, daß sie als akustische Hauptleitung schon deshalb überhaupt nicht in Betracht kommen kann. Auch ist der primäre Eingriff von Monakows zu roh, als daß er reinliche Scheidungen ergeben könnte. Die Befunde bei der Katze möchte ich den myelogenetischen am Menschen gegenüber nicht als maßgebend betrachten. Beim 40—42 cm langen Fetus verschwinden gegenüber der Bahn: Corpus trapezoideum, laterale Schleife, unterer Vierhügel, alle anderen etwa in Betracht gezogenen Leitungen, so daß ich keinen hinreichenden Grund finde, meine früheren Ansichten für widerlegt zu halten, und dies um so weniger, als C. Winkler selbst einen pathologischen Fall anführt, welcher *nur mit meiner Bahn übereinstimmt*: Atrophie der rechten Hirnhälfte mit besonders starken Defekten im rechten Schläfenlappen, Atrophie des rechten inneren Kniehöckers, des Brachium conjunctivum posticum rechts, des hinteren Vierhügels rechts, der lateralen Schleife rechts, des Corpus trapezoideum (wohl in ganzer Breite) und des *vorderen Acusticuskerns links* mit Atrophie der Ganglienzellen desselben — schon diese letztere Tatsache beweist, daß meine Ansicht die richtige ist, denn v. Monakow kennt keinen entsprechenden Zusammenhang seiner Bahn mit dem vorderen Acusticuskern. Und dabei erwähnt C. Winkler weder die von Monakowsche noch die Heldsche Kreuzung, welche angeblich die einzigen zentralen Leitungen des Cochlearis darstellen. Bei einem so sorgfältigen Autor wie C. Winkler möchte ich kaum einen zufälligen Irrtum annehmen.

Was nun die Hörstrahlung nach ihrem Austritt aus dem inneren Kniehöcker anlangt, so habe ich derselben besondere Aufmerksamkeit gewidmet im Hinblick auf eine weitere Angabe C. Winklers, welcher ich nach *meinen Befunden nicht* zustimmen kann. Die Hörstrahlung erscheint nach letzteren durchaus einheitlich; von einer Zusammensetzung aus mehreren myelogenetisch verschiedenen Teilen ist nichts wahrzunehmen. Speziell die aus dem vorderen Vierhügel

hervorgehenden sehr feinen Fasern, welche zwischen die Kniehöcker eintreten, habe ich in der Hörstrahlung nicht auffinden
können; viel wahrscheinlicher ist es, daß sie sich der sekundären Sehstrahlung beigesellen, in welcher früh ein kleines
markhaltiges Bündel hervortritt. Ich kann somit nicht als
sicher erwiesen betrachten, daß aus der Gegend der Kniehöcker *zusammengesetzte*[1]) („*multisensorielle*" C. WINKLER)
Sinnesleitungen hervorgehen, welche zu besonderen Rindenfeldern (die ich zu den Assoziationszentren rechne, s. u.)
gelangen. Ich halte sonach meine früher gegebene Darstellung
der Hörleitung aufrecht in Anbetracht auch mangels wirklich
überzeugender Gegenbeweise.

Den Verlauf der Hörstrahlung auf ihrem Wege von der
inneren Kapsel bis zur Rinde hat PFEIFER a. a. O. so ausführlich geschildert, daß ich hier nur wenige Einzelheiten
hervorhebe.

Die rechte Hörsphäre entbehrt fast vollständig der planen
Randzone, welche links nach WERNICKE an der sensorischen
Aphasie hauptbeteiligt ist. Die hintere Querwindung rechts
stößt unmittelbar an den Gyrus supramarginalis und ist
mitunter eher stärker herausgehoben als die vordere. Da sie
aber Vorder- und Rückfläche zeigt, so ist ihre Rinde *insgesamt* vielleicht nicht viel weniger ausgedehnt als das Planum temporale links. Bezüglich der Rindenabschnitte, in
welche die Hörstrahlung übergeht, habe ich meinen früheren
Mitteilungen nichts hinzuzufügen. Wesentlich ist, daß sich
beide Hemisphären *gesetzmäßig verschieden* verhalten. Die
linke Hörsphäre beschränkt sich in der *vorderen* Querwindung,
in der Hauptsache auf die inneren zwei Drittel; das äußere
Drittel enthält ganz *vereinzelte Bündel*, die äußerste, schon
zur I. Temporalwindung gehörige Fläche, nur *einzelne Fasern*.
Die linke vordere Querwindung ist weit höher (vgl. Atlas

---

[1]) Auch die Hauptschleife gibt keinen Teil an die Vierhügelgegend
ab: das auf dem Querschnitt knopfförmige hinterste Bündel gelangt
vollständig in den Sehhügel, nicht zwischen die Kniehöcker und
schließt sich der Schleifenbahn zu den Zentralwindungen an.

Taf. XI, Fig. 3; Taf. XIII, Fig. 5; Taf. XVII, Fig. 1 und 4 links mit Fig. 3 rechts) und breiter als die hintere, die vielfach überhaupt durch eine fast ebene Fläche ersetzt ist (Planum temporale). Dabei ist die Kuppe (vgl. Atlas Taf. XI, Fig. 3) und die vordere Fläche der vorderen Querwindung besonders reich an Fasern der Hörstrahlung, der hintere Abhang vorzüglich im inneren Drittel viel ärmer. Aus der vorderen Rinde entspringen zahlreiche Balkenfasern, welche sich dicht dem Balken der Zentralwindungen nach hinten anlegen. Dabei zeigt sich, daß der Balken der Hörwindungen viel unbedeutender ist als der der Zentralwindungen, sowohl absolut wie relativ (vgl. u.).

Die rechte Hörsphäre zeigt wesentlich abweichende Verhältnisse; beide Querwindungen zeigen in der Regel annähernd gleichen Querschnitt, welcher aber erheblich kleiner ist als der der linken vorderen Querwindung. Man gewinnt auch an einer Reihe von Gehirnen den Eindruck, daß die Hörstrahlung rechts faserärmer ist als links[1]). An keiner anderen Sinnessphäre tritt dieser Unterschied beider Seiten so deutlich hervor.

Der *Bau* der Rinde ist an der Hörsphäre nicht so überaus charakteristisch wie an der Sehsphäre. Auffallend ist besonders die überaus starke Entwicklung der Horizontalfasern in den unteren Schichten, welche auf außerordentlich starke assoziative Verbindungen hinweist. Tafel XXV des Atlas zeigt in Fig. 10 die unfertige Ausbildung der Hörrinde gegenüber den anderen viel reiferen Sinnessphären zur Zeit der normalen Geburt, in Fig. 13 den Bau der Rinde in der Tiefe der Furche zwischen Hörsphäre und Insel, der mit keiner Sinnessphäre auch nur die geringste Ähnlichkeit darbietet

---

[1]) Vgl. Atlas Tafel XX, Fig. 2. In der gesamten Schnittreihe ist hier die linke Hörstrahlung stärker als die rechte. Es läßt sich wohl annehmen, daß die Hörsphäre nichts anderes darstellt als eine Fortsetzung der hinteren Zentralwindung; beide stoßen am oberen Rand der hintersten Insel zusammen. Es bilden so die Rindenfelder der mechanischen Sinne eine geschlossene Reihe. Die WERNICKEsche Zone ist aber nur eine „*Randzone*" (FLECHSIG) der Hörsphäre.

(reiner Furchentypus FLECHSIG). Daß die WERNICKEsche
Zone in der ersten Schläfenwindung nicht direkt mit der Hörsphäre zu tun hat, daß sie vielmehr nur durch kurze Assoziationssysteme mit letzterer verbunden ist, möchte ich besonders betonen und ausdrücklich bemerken, daß durch den
weit verbreiteten Irrtum der Identität der WERNICKEschen
Zone mit der Hörsphäre eine große Unsicherheit in die Lehre
vom Sprachmechanismus gekommen ist.

Die schematische Abbildung der Hörsphäre in meinem Atlas
S. 12, Fig. 1 ist insofern *nicht gerade glücklich*, als sie dem
geringen Gehalt an akustischen Projektionsfasern im äußeren
Drittel der vorderen Querwindung und an deren hinterem
Abhang nicht Rechnung trägt. Ich habe dagegen in dem
Aufsatz „Zur Anatomie der Hörsphäre des menschlichen
Gehirns" (Sächsische Akademie der Wissenschaften, Sitzung
vom 22. VII. 1907) den Sachverhalt richtig dargestellt, worauf
ich hiermit verweise.

Noch nicht vollständig geklärt ist die Frage, ob aus der
Hörsphäre (wie aus der Körperfühlsphäre) auch eine motorische Bahn hervorgeht, was schon insofern naheliegt, als ja
Töne bzw. Geräusche vielfach Kopfbewegungen hervorrufen,
wie Horchen nach der Schallquelle u. a. m. Das einzige Fasersystem, welches hier in Betracht kommen könnte, sind die
(echten) TÜRCKschen Bündel[1]), welche in der vorderen Hälfte
der sekundären Sehstrahlung nach vorn ziehen, in den
äußersten Hirnschenkelfuß (Atlas Taf. X, Fig. 1) eintreten
und in dem vorderen Brückenganglion enden. Sie erscheinen
insofern von vornherein geeignet Bewegungen des Hörorgans
auszulösen, als hierbei im wesentlichen Bewegungen des
Kopfes bzw. Rumpfes in Betracht kommen. Leider sind wir

---

[1]) Die dünnen Fasern der TÜRCKschen Bündel gleichen wenig motorischen Leitungen, vielmehr *Assoziationssystemen*, so daß ich auch die
Frage erwogen habe, inwieweit man diese Deutung akzeptieren könne.
Es würde nur die assoziative Verknüpfung von Groß- und Kleinhirnrinde in Betracht kommen. Doch sind in *beide* Großhirnrinden-
Brückenbahnen die Ganglienzellen des vorderen Brückenkerns eingeschaltet, was an Projektionssysteme denken läßt.

über die Ursprünge der Türckschen Bündel noch nicht genauer unterrichtet. Tatsächlich degenerieren dieselben absteigend bei Zerstörungen im mittleren Drittel des Schläfenlappens. Obwohl nun gerade hier die Hörsphäre dem Schläfenlappen aufliegt, hat man sich nicht entschließen können, daraus einen näheren Zusammenhang zwischen Türckschem Bündel und Hörsphäre zu erschließen. Ich selbst habe nur die Vermutung ausgesprochen, daß die *Gegend* der Hörsphäre (Randzone?) in Betracht komme, konnte aber trotzdem, daß das Bündel bei der reifen Geburt bzw. in den ersten Lebensmonaten durch Marklosigkeit überaus deutlich hervortritt, seinen Ursprung nicht direkt wahrnehmen. Die abweichenden Angaben von Dejerine sind wenig zuverlässig, da derselbe nur mit veralteten Methoden arbeitete. Da Erkrankungen der Brückenschenkel, in welchen die Fortsetzungen des Türckschen Bündels zu suchen sind, Rumpfdrehungen verursachen, so besteht große Wahrscheinlichkeit, daß die Türckschen Bündel für die Gewinnung scharfer Gehörseindrücke von Bedeutung sind bzw. den Einfluß rhythmischer Töne auf allerhand Bewegungen vermitteln, doch ist ihr Ursprungsgebiet auch heute noch nicht hinreichend festgestellt. Was schließlich die Form der Hörwindungen (Flechsig) anlangt, so sind kleinere Variationen der Hauptrichtung (mehr quer oder mehr sagittal) überaus häufig; es finden sich hierbei auch Andeutungen des anthropoiden Typus (vgl. Sitzungsber. d. Kgl. Sächs. Ges. d. Wiss. mathem.-phys. Kl. Sitzung v. 22. VII. 1907).

Die Frage, ob jede Hörsphäre mit beiden Hörnerven in Verbindung steht, ist von namhaften Klinikern bejaht worden, da totale Taubheit infolge einseitiger Verletzung der Hörbahn und Hörsphäre äußerst selten, wenn überhaupt vorkommt. Dies harmoniert auch mit der Tatsache, daß die Kerne beider hinterer Vierhügel durch eine schon bei ca. 8 Monate alten Feten überaus deutlich hervortretende faserreiche Commissur verbunden sind; dagegen sprechen aber gewisse pathologisch-anatomische Befunde von lediglich einseitiger Degeneration der Hörbahn nach Zerstörungen der corticalen Hörsphäre (vgl. S. 98 den Bericht über einen Fall C. Winklers).

Beachtenswert erscheint mir, daß auf der rechten Seite die hintere Querwindung an Rindenfläche die vordere nicht nur erreicht, sondern sogar gelegentlich übertrifft; sie hat starke Verbindungen mit dem Gyrus supramarginalis, welcher höchstwahrscheinlich auch für die Bildung von *Objektvorstellungen* bedeutungsvoll ist, so daß der akustische Anteil an den letzteren hier lokalisiert sein könnte? Das Planum temporale links ist erheblich größer als die Basis der rechten hinteren Querwindung, die Rindenausdehnung könnte immerhin gleich groß sein (vgl. Atlas, Taf. XVII, Fig. 3).

b) Die Assoziations- bzw. geistigen Zentren (A. C.).

Ich habe diese Doppelbezeichnung bereits in Gehirn und Seele angewandt und halte es einer Reihe zum Teil recht grober Mißverständnisse gegenüber für geboten, auf diese Nomenklatur nochmals etwas näher einzugehen. Die Wahl des Ausdrucks A.C. geschah im Hinblick auf *anatomische* Gesichtspunkte, nicht auf psychologische Hypothesen; es sollte hervorgehoben werden, daß im Bereich dieser Rindenfelder nicht die Sinnes- bzw. motorischen Leitungen (Projektionssysteme) dominieren, sondern die Assoziationssysteme im Sinne Meynerts u. a. Es ist deshalb völlig ausgeschlossen, daß ich ein Bekenntnis zur Assoziationspsychologie ablegen wollte, obwohl ich selbstverständlich die Bedeutung der Assoziationen für das höhere Geistige voll würdigte. Bei weiteren Fortschritten meiner Untersuchungen ergab sich nun, daß die Stellung der *einzelnen* von mir unterschiedenen Zentren *zu den geistigen Vorgängen eine recht verschiedene* ist. Das Stirnhirn mit seinen besonders hervortretenden apperceptiven Funktionen (auf welche ich bereits vor Wundt hingewiesen habe), nimmt in bezug auf das höhere Geistige eine weit bedeutungsvollere Stellung ein als das parietale A.C., welches mit seiner Beschränkung auf „*Praxien*" (H. Liepmann) nebst einzelnen Sprachfunktionen rein psychisch an Bedeutung zurücksteht. Es liegt auf der Hand, daß es weit schwieriger ist, zu einer wirklichen Klarheit über die Leistungen der einzelnen A.C. zu gelangen als dies bei den Sinneszentren der Fall ist, da jedes der letzteren durch die einstrahlende Sinnesleitung scharf charakterisiert ist. Denn so wichtig auch die rein anatomischen Verhältnisse für die Deutung der verschiedenen A.C. nach Verbindungen bzw. Zusammenhängen sind, so kann uns über die näheren funktionellen Verhältnisse hier *ausschließlich die Pathologie* Aufschluß erteilen, aber nicht kleinere herdartige Erkrankungen besonders in der Tiefe, sondern nur *ausgedehnte Erkrankungen der Rinde selbst.* Diese finden sich fast nur bei den Geisteskrankheiten, und so überaus spröde dieser Stoff auch ist, habe ich bereits vor 1894 versucht, nach dieser Richtung mir Aufklärung zu verschaffen. Ich fand (vgl. Rektoratsrede über Gehirn und Seele 1894), daß fast nur die *progressive Paralyse* hier in Betracht kommt, einesteils im Hinblick auf die große Schärfe der verschiedenen Krankheitsbilder, anderenteils auf die Möglichkeit, die jeweils zugrundeliegenden anatomischen Veränderungen wenigstens annähernd zu lokalisieren. Ich habe nun auf Grund meiner Studien, besonders auch über die Beteiligung der Ganglienzellen der Rinde, darauf hingewiesen, daß die *paralytischen* Hirnveränderungen offenbar am intensivsten und am häufigsten sich in meinen Assoziationszentren finden, also in den *phylogenetisch jüngsten*[1]) *Regionen* der Vorderhirnrinde, und daß hier das frontale A.C. ganz besonders häufig am stärksten verändert erscheint. Es war dies keineswegs ganz neu, da schon die älteren Psychiater betont hatten, daß die sog. *klassische* Form der Paralyse (identisch mit der *typischen* Form der Neueren) ganz besonders häufig, wenn nicht ausschließlich auf einer Erkrankung bzw. Atrophie der *Stirn-*

---

[1]) Vielleicht enthält diese Tatsache auch den Schlüssel zu einem anderen Problem; daß nämlich die Paralyse bei gewissen unkultivierten Völkerstämmen angeblich überhaupt nicht vorkommt oder nur äußerst selten; doch dürfte es mich zu weit führen, hier näher darauf einzugehen.

lappen beruhe. Daß diese letzteren die phylogenetisch und ontogenetisch jüngsten Rindenabschnitte enthalten, war freilich nicht bekannt. Ich habe nun nicht, wie man behauptet hat, das Hauptgewicht darauf gelegt, daß die Paralyse eine sog. „Systemerkrankung" darstelle, denn jedes meiner Assoziationszentren enthält ja eine ganze Reihe verschiedener Fasersysteme — ich habe nur die späte phylogenetische und ontogenetische Entwicklung dieser Regionen betont. Ganz besonders ALZHEIMER ist hier in der Opposition vorangegangen, während CARL SCHAFFER, worauf ich ganz besonders Gewicht lege, Beweise wenigstens für den teilweise systematischen Charakter des Erkrankungsprozesses brachte. Tatsächlich ist aber mit den weiter fortschreitenden Studien über die Lokalisation des paralytischen Prozesses die Frage der Systemerkrankung ganz in den Hintergrund getreten, vor allem deshalb, weil sich bald herausstellte (LISSAUER), daß man eine typische (entsprechend der alten klassischen) Form und atypische Lokalisationsformen unterscheiden müsse. Nach dieser Richtung hat sich nun ALZHEIMER unleugbar große Verdienste erworben, welche auch meines Erachtens durch die neueren sorgfältigen Untersuchungen SPIELMEYERS nicht wesentlich in Frage gestellt werden: ALZHEIMER hat (NISSLS histopathologische Arbeiten Bd. I, S. 82) eine schematische Darstellung der Krankheitsausbreitung im Gehirn bei der gewöhnlichen typischen bzw. klassischen Form der Paralyse gegeben, welche mit den von mir vertretenen Anschauungen *durchaus übereinstimmt,* indem A. die weitaus stärksten Veränderungen (auch Zellenschwund) in die beiden Stirnlappen (in ganzer Ausdehnung) verlegt, leichtere in das parietale und temporale geistige Zentrum bei relativer Intaktheit der Sinnessphären (Zentralwindungen, Sehsphäre, Gyrus hippocampi usw.). Andererseits gibt ALZHEIMER das Schema eines *atypischen* Falles von Paralyse, wo die Stirnrinde beiderseits frei erscheint und nur ein parietales sowie *beide* temporale Assoziationszentren stark ergriffen sind. Bemerkenswert und für zahlreiche atypische Fälle charakteristisch sind auch die

Mitteilungen ALZHEIMERS über die im letzteren Fall am Kranken beobachteten Symptome: keine Spur von klassischem Größenwahn, Klarheit über die eigene Person, besonders den Gesundheitszustand und die soziale Stellung, wohl aber Störung des Wortfindungsvermögens, Paraphasien intensivster Art, lebhaftes Krankheitsbewußtsein, vermutlich Halluzinationen, insbesondere des Geruchs, so daß der Kranke (der fast bis zu seinem Ende Anweisungen bezüglich seines Geschäfts gibt) klagt, er stinke schon, seinen Sarg bestellt, also, wenn auch halluzinatorisch beeinflußt, logisch denkt — im Gegensatz zu dem aller Logik hohnsprechenden Gebahren des typischen Paralytikers, welcher selbst auf der Höhe der Krankheit nicht ahnt, daß er krank ist, und der sich Würden und Leistungen beilegt, welche weit über alles Irdische hinausreichen: tausendfacher Gott, Betriebsdirektor des Weltalls, Dreher der Erde und dergleichen, jeder logischen Begründung entbehrende bzw. aller Logik hohnsprechende Ideen[1]) vielfach in aller Ruhe vorträgt *bei vollständig normalen Sinnen*! Dieser sinnlose Größenwahn findet sich meiner Erfahrung nach nur bei *doppelseitiger* Lokalisation der paralytischen Hirnveränderungen im Stirnhirn. Er ist bekanntlich sehr häufig begleitet von einem triebartigen Projektemachen, sinnlosen Unternehmungen aller Art und endet schließlich im gerade gegenteiligen Zustand, wo jeder Antrieb zum Handeln erloschen ist und die geistige bzw. handlungsfähige Persönlichkeit völlig vernichtet erscheint. Es kann keinem Zweifel unterliegen, daß es sich bei diesem paralytischen Größenwahn zunächst um einen wohl durch die Spirochäten bzw. ihre Toxine ausgelösten Reizzustand des frontalen A.C. handelt, der schließlich in einen lähmungsartigen Zustand desselben übergeht.

Von besonderem Interesse erscheint in dieser Hinsicht, daß es *auch nichtparalytische* Zustände von Schwund der frontalen Hirnrinde in voller Ausdehnung gibt, welche im *Endeffekt* auf dasselbe hinauskommen, ohne daß jemals Reizerscheinungen hervortreten. Ich habe dieselben wiederholt bei

---

[1]) Vgl. hierüber die Ausführungen S. 120.

senilen Zuständen beobachtet, wo die Autopsie eine ausgebreitete Sklerose der kleinen bis mittleren Arterien über die gesamte Frontalrinde beiderseits ergab, die schließlich zu einer Art Abrasierung der Rinde geführt hatte. Allmählicher Verlust alles dessen, was man unter Persönlichkeit versteht, war das Endergebnis[1]: keine Spur eines selbständigen Wollens, kein deutliches Ichbewußtsein war mehr vorhanden — und nur von einem Vegetieren, unterhalten von der Umgebung, konnte noch die Rede sein. Gewisse Anklänge an dieses Bild zeigen gelegentlich auch doppelseitige *Erweichungsherde*, speziell der inneren Fläche der Stirnlappen; besonders das völlig fehlende Krankheitsbewußtsein ist hier auffällig, so daß z. B. ein mit doppelseitigem frontalem Erweichungsherd behafteter, durch Chiasmazerstörung total erblindeter Kranker heftig bestritt, daß er nicht mehr zu sehen vermöge.

Schließlich sei auch noch hervorgehoben, daß bei atypischer Paralyse sich der Prozeß *schließlich* nicht gar selten nach vorn gegen das Stirnhirn ausbreitet und daß nunmehr auch die gewöhnlichen Erscheinungen der typischen Paralyse sich dem atypischen Krankheitsbild zugesellen. Solange ersteres aber nicht geschehen ist, finden sich nur die gewöhnlichen Symptome der atypischen Paralyse: Lähmungen und JACKSONsche Epilepsie infolge von Erkrankung der vorderen Zentralwindungen, Hemianopsie, Gesichtshalluzinationen, Worttaubheit, Gehörshalluzinationen, „Seelenlähmung", sensorische Aphasie mit Paraphasie bis zu den höchsten Graden, Asymbolie, Seelenblindheit bei Klarheit des Kranken über seine Person (Stand usw.) und Krankheitsbewußtsein. Erst mit Erkrankung der vorderen Hirnpartien tritt der Größenwahn und die Ichverfälschung hervor, wie umgekehrt bei typischer Paralyse durch Ausbreitung der Erkrankung nach hinten zu sich der atypische Symptomenkomplex zum typischen gesellen kann. Es bereitet der psychologischen

---

[1]) Gelegentlich gesellt sich hier das System der *Witzelsucht* hinzu, meist ein Beweis für Urteilsschwäche, überraschend bei früher geistig hochstehenden Persönlichkeiten.

Verwertung der paralytischen Hirnerkrankungen keine un-
überwindlichen Hindernisse, daß hierbei einerseits Veränderungen der Hirnrinde unterlaufen, welche an sich keine besonderen Symptome verursachen, während andererseits die
Veränderungen in verschiedenen Fällen kaum in völlig ein-
wandfreier Vollständigkeit verglichen werden können. Bei
der Schärfe der Krankheitsbilder gelingt es doch, zu wirklich
gesetzmäßigen Beziehungen vorzudringen. Mag man auch
das *Ich* bzw. *Selbst* betrachten als einen Komplex von *Gemeingefühlen*, deren Lokalisation sich über sehr weite Hirngebiete
bis in das Rautenhirn erstreckt; die sich hiermit verbindenden
Vorstellungen des eigenen Körpers, die assoziierte Willens-
tätigkeit usw., gehören nach pathologischen Erfahrungen
dem *frontalen geistigen Zentrum*, evtl. Teilen der Körperfühlsphäre an. Mit deren Zerstörung wird die selbstbestim-
mungsfähige Person vernichtet, also das, was hauptsächlich
den Menschen vom Tier unterscheidet (vgl. Anthropologie).

Ich füge noch einige Bemerkungen bei über hierhergehörige
Urteile *anderer Autoren*. Auf einem dem meinen ähnlichen
Standpunkt bezüglich der Funktionen des Stirnhirns steht
HANS BERGER, welcher im Archiv für Psychiatrie und Nervenkrankheiten Bd. 69, Heft 1/3. 1923, über Beobachtungen an
Kranken mit symmetrischen Herderkrankungen beider Stirnlappen berichtet. BERGER faßt die Resultate seiner Studien
in die Worte zusammen: Durch symmetrische Herde im
Stirnhirn an der Innenfläche bis zur Gegend des Balkenknies,
bei welchen Fernewirkungen nicht völlig ausgeschlossen waren,
ist der Vollzug der psychophysischen Vorgänge, als deren
Ergebnisse wir die richtige Urteils- und Schlußbildung ansehen, geschädigt bzw. aufgehoben. Es liegt mir jedoch fern,
anzunehmen, daß in den geschädigten Hirnpartien ein logisches Zentrum oder dergleichen gelegen sei, aber eine *Unver-
sehrtheit der psychophysischen Vorgänge innerhalb gewisser
Rindenbezirke des Stirnhirns ist für den Vollzug der logischen
Funktionen unentbehrlich.* Von Einzelsymptomen betont auch
BERGER bei Nichtparalytikern die fehlende Krankheits-

einsicht, sowie unsinnige und sich selbst widersprechende Äußerungen und Handlungen bis zum Nichtgewahrwerden der handgreiflichsten Widersprüche in den eigenen Gedankengängen oder den Äußerungen anderer, also gröbste Defekte des logischen Denkens — dabei Erhaltenbleiben früher erworbener Kenntnisse, z. B. des Rechnens usw. Bei erheblichen symmetrischen Herden in beiden Hinterhauptslappen habe weder ich, noch hat BERGER ähnliches gefunden, und dasselbe gilt von den temporalen und parietalen Gebieten. Das Wichtigste an BERGERS Mitteilungen ist zweifellos, daß auch er auf den Defekt der logischen Funktionen bei Stirnhirnerkrankungen das Hauptgewicht legt. Sie treten bei Erkrankungen der anderen Assoziationszentren nicht gesetzmäßig hervor.

Daß ein anderer neuerer Autor (FEUCHTWANGER, Über die Funktionen des Stirnhirns. Berlin: Julius Springer 1923) die Beziehungen des Stirnhirns zum Intellekt als recht geringfügig hinstellt, muß in hohem Grade überraschen. Derselbe erklärt an 200 von ihm untersuchten Stirnhirnverletzten aus dem Weltkriege nur ausnahmsweise Störungen auf dem Gebiet des „Intellekts" gefunden zu haben. Offenbar handelt es sich hier meist um partielle Verletzungen einer Seite bei gesunden Leuten, wobei ein großer Teil der frontalen geistigen Zentren noch voll funktionsfähig blieb (doppelseitige stärkere Verletzungen des Gehirns führen in der Regel sofort zum Tode). Einschußöffnungen von der Größe eines Markstückes weisen darauf hin, daß es sich um partielle Defekte handelte. Den FEUCHTWANGERSchen Behauptungen stehen aber *direkt entgegen* die Mitteilungen eines anderen *ärztlichen* Autors (PFEIFER, Zeitschrift für die gesamte Neurologie und Psychiatrie Bd. 30, H. 7, S. 360f.), daß die von ihm untersuchten *Stirnhirn*verletzten Soldaten die *stärkste Leistungseinbuße unter allen Hirnverletzten* bezüglich des *logischen Denkens*, der Kritik und des *kombinatorischen Urteils* zeigten. Offenbar spielt bei diesen schreienden Differenzen beider Autoren auch die von FEUCHTWANGER angewandte, in ärztlichen Kreisen *meist unbekannte* Terminologie eine Rolle. PFEIFERS Beobachtungen stimmen aber so vollständig mit meinen, an einem *ganz anderen überaus großen Material* gewonnenen Anschauungen überein, daß ich darin eine volle Bestätigung der letzteren finde.

Ich halte es schließlich für zweckmäßig, ja geradezu für geboten, auch des größten und wichtigsten *Assoziationssystems* des Vorderhirns, des *Balkens*, noch besonders zu gedenken. Die Myelogenese ergibt über denselben Aufschlüsse, welche von *geradezu grundlegender Bedeutung* erscheinen, indem hierbei eine Gliederung dieser gewaltigen, nach Millionen zählenden Fasermassen zutage tritt, wie sie bisher kaum geahnt worden ist. Der Balken gliedert sich, wie ich bereits oben angedeutet habe, ähnlich in Abteilungen wie die Vorderhirnrinde[1]); die Schilderungen, wie sie von den Autoren bisher gegeben worden sind, erscheinen demgemäß *ausnahmslos gänzlich ungenügend*, da die Rindenfelder überhaupt nirgends berücksichtigt worden sind, wie ich bereits oben bezüglich der neuroblastischen Befunde von W. His sen. bemerkt habe. Bei der myelogenetischen Gliederung tritt aber auch mit großer Deutlichkeit die Tatsache hervor, daß die einzelnen Rindenfelder die größten Verschiedenheiten in bezug auf ihre Ausstattung mit Balkenfasern zeigen. *Allen voran steht an Faserzahl das frontale Assoziationszentrum* dergestalt, daß demselben meiner Berechnung nach *fast die Hälfte* des Gesamtquerschnittes zukommt (vgl. Atlas Taf. XVI, Fig. 4). Kein anderes Assoziationszentrum zeigt auch nur annähernd einen solchen Reichtum an verbindenden Fasern, wie das frontale A.C. Ihm zunächst steht der Balken der Zentralwindungen, die Zügel enthaltend, mittelst deren linksseitige Rindenzentren motorische der rechten Hemisphäre beherrschen. Ganz erheblich kleiner sind die Balkenabschnitte für das parietale und temporo-occipitale Assoziationszentrum,

---

[1]) *Balkenfreie* Felder habe ich nicht nachweisen können, doch ist der Balkenanteil einzelner überaus geringfügig; Feld 13 (s. Tafel, Atlas S. 12, Fig. 1) ist besonders ausgezeichnet durch frühe Myelogenese von Balkenbündeln; es macht den Anfang im parietalen Assoziationszentrum.

sowie für Hör- und Sehsphäre. Es geht auch hieraus hervor, daß das frontale Assoziationszentrum anatomisch eine ganz besondere Stellung einnimmt, selbst für den **Fall**, daß ein Teil der betreffenden Balkenfasern nicht gleiche **Rindenfelder**, sondern, was sehr wahrscheinlich ist, auch verschiedenwertige verbindet. Hierdurch würde geradezu eine Vorherrschaft dem Gesamthirn gegenüber ermöglicht. Ist in dem **Reichtum** an assoziativen Verbindungen einerseits die Möglichkeit gegeben, daß sich beide Seiten weitgehend vertreten, so fordert ihre Trennung viel größere Zerstörungen als bei den rückwärtigen Rindenfeldern. So bilden die frontalen Assoziationszentren den am vollkommensten zur Einheit verbundenen Teil der Vorderhirnrinde und so *vielleicht* auch die Hauptgrundlage für die Einheit des Selbstbewußtseins bzw. des Ichs, so wie die Kleinhirnrinde die Einheit des Rautenhirns verbürgt, wobei noch bemerkenswert ist, daß beide Gebilde auch miteinander innig verbunden sind, die Rinde des frontalen A.C. mit der Rinde der Kleinhirnhemisphären.

Da die in der *Insel* gelegenen myelogenetischen Rindenfelder in meinem Atlas, Fig. 1, S. 12, nicht klar genug hervortreten, so führe ich zur Ergänzung hier noch folgendes an.

Die Insel läßt vier Felder deutlich erkennen:

1. Ein Primordialgebiet dicht an der Lamina perforata anterior bzw. äußeren Riechwurzel gelegen, vielleicht eine Randzone der Riechsphäre.

2. Zwei intermediäre Felder, deren eines nach hinten (in der letzten Inselwindung) dicht vor der Hörsphäre liegt, während das größere vordere an die vordere Zentralwindung und die dritte Stirnwindung angrenzt.

3. Ein zwischen 1 und 2 gelegenes Terminalgebiet, welches ich gelegentlich als *insuläres Assoziationszentrum* bezeichnet habe. Da es sich zwischen wichtige Teilgebiete des Sprachmechanismus einschiebt, so könnte es wohl Beziehungen zur *Sprache* haben, doch ist etwas Sicheres noch nicht festgestellt, wie denn auch die Myelogenese der Insel noch weiterer Untersuchungen bedarf.

Ich schließe hieran zunächst noch einige Bemerkungen über Beziehungen der Assoziationszentren zur *Sprache,* obwohl es nach beachtlichen Autoren scheinen könnte, daß dieselben nur unbedeutend sind. Bei tieferem Eindringen ergibt sich aber, wie mir scheint mit Notwendigkeit, eine ganz andere Auffassung.

Keinem Zweifel kann es unterliegen, daß an der Sprache auch die *Randzonen* mehrerer *Sinnessphären* Anteil haben, in erster Linie die der linken *Hörsphäre* (Lautsprache), ferner die der Sehsphäre (Schriftsprache) und die der unteren vorderen Zentralwindung (Aussprache), bei der Lautsprache die WERNICKEsche Zone, zu welcher ich das Planum temporale und die dasselbe nach außen abschließende hintere erste Schläfenwindung rechne, ferner für die Schriftsprache besonders die basal-lateralen Randzonen der Sehsphäre, dritte Occipitalwindung, und endlich die dritte Stirnwindung, hinterer Teil (BROCAsche Windung), als Randzone der vorderen Zentralwindung. Vorläufig besteht allerdings noch keine Einigkeit über den wirklichen Umfang dieser Felder. Das frontale Terminalgebiet wäre hiernach nicht irgendwie erheblich beteiligt, wohl aber das parietale und temporooccipitale. Wie eine Spinne im Netz, sitzt die Hörsphäre in der Mitte des Gesamtmechanismus, wie es auch bei der „parietalen *Alexie*" hervortritt. Die damit vielfach Hand in Hand gehende *Agraphie* ist aber vermutlich bedingt durch Zerstörung einer Randzone der hinteren Zentralwindung (Tastsphäre), die gleichfalls im Parietallappen gelegen ist. Sie dürfte zu den von H. LIEPMANN zuerst näher beschriebenen apraktischen Erscheinungen gehören (Verlust des Gedächtnisses für Bewegungs*reihen,* welche zur Erreichung eines bestimmten Zweckes eingeübt wurden). Freilich bestehen noch Unsicherheiten darüber, wieweit bei Alexie und Agraphie oberflächliche oder tiefe Verletzungen in Betracht kommen. LIEPMANN nimmt an, daß es sich um Unterbrechung lediglich in der Tiefe verlaufender, also langer Assoziationssysteme, nicht der parietalen Rinde handele. Da ich selbst auf Grund myelogenetischer Untersuchungen lange Assoziationssysteme beschrieben habe, welche zwischen basalen occipito-temporalen Rindenbezirken und den mittleren Teilen der Zentralwindungen (auch der Handregion) verlaufen, so halte ich die Deutung, wie sie Liepmann gibt, zwar nicht für gänzlich unhaltbar — ein Teil der fraglichen Bündel endet aber bereits in der Gegend des Gyrus angularis, so daß auch dessen Rinde bei der Alexie bzw. Agraphie in Betracht kommen könnte. Diese Rindenregion ist eine Art Mittelpunkt des äußeren parietalen A.C., so daß es naheliegt, in letzterem das Zentrum der *Schriftsprache* zu erblicken. Bei der hohen Bedeutung, welche dieselbe für die Kultur besitzt — ihr verdankt ja das Menschengeschlecht, daß die geistigen Schöpfungen der Größten aller Zeiten fortwirken durch ungezählte Generationen —, gehört diese Leistung des parietalen A.C. zu dem nützlichsten, was das Gehirn hervorzubringen vermochte. Im Gegensatz hierzu sind wir bezüglich der *vorderen* Abschnitte des *temporalen* A.C. noch vollständig im Ungewissen, worin die wesentlichsten Funktionen gegeben sind. Höchstwahrscheinlich ist, daß sie links teilweise gleichfalls zur Sprache in Beziehung stehen (Fähigkeit zu *geordneter* Rede). Optisch-amnestische Aphasie, d. h. Fehlen der Worte für gesehene Objekte, treten bei Läsion der mittleren bzw. hinteren unteren Fläche hervor, doch lassen sich Läsionen von Rindenbezirken und Leitungen schwer auseinanderhalten. Auch Beziehungen zum musikalischen Hören kommen vielleicht *vorn* in Betracht.

Das *linke* parietale A.C. ist nach H. Liepmann ganz besonders an der *Praxie* beteiligt und beeinflußt (wie die linke Hemisphäre die Sprache) die von *beiden* Körperfühlsphären ausgehenden Impulse, soweit es sich um feiner abgestufte Bewegungen handelt.

Was die Zusammenhänge der myelogenetischen Rindenfelder betrifft, so bedürfen dieselben noch einiger kritischer Bemerkungen insofern, als die verschiedenen Gebiete nicht nur durch extracorticale Fasersysteme verbunden werden,

sondern auch durch *in der Rinde selbst entspringende und
endende,* ein ungeheuer kompliziertes System von teils hori-
zontal bzw. der Oberfläche parallel verlaufenden Leitungsbahnen, deren Auseinanderwirrung vorläufig noch nicht gelungen ist, obwohl schon der erste Bearbeiter, THEODOR KÄS,
dieselben eingehend studiert hat. Das intracorticale Ver-
bindungssystem unterscheidet sich von den in den übrigen
grauen Massen vorhandenen Leitungen insbesondere dadurch,
daß sich die Markscheiden zum großen Teil *sehr spät* entwickeln. Relativ frühzeitig machen sich andererseits auch
partielle Rückbildungserscheinungen (Atrophien u. a. m.)
geltend, so daß also die verschiedene psychische Leistungsfähigkeit verschiedener Lebensalter auch den Phasen des
fraglichen intracorticalen Entwicklungsprozesses sichtlich
parallel geht. Noch fehlt es aber in dieser Hinsicht an leitenden
Ideen, die ebenso wie das *wirklich Gesetzmäßige* vielleicht
durch konsequente myelogenetische Studien aufgefunden
werden können. Vorläufig hat die Myelogenese noch zu geringen Anteil genommen, als daß ich hier näher auf dieses
Gebiet eingehen möchte. Ich selbst habe mich überzeugt, daß
die Sinnessphären auch hier in der Entwicklung vorauseilen,
die Assoziationszentren, besonders die Zentralgebiete (wenigstens Teile derselben) schließen, und wenn hier auch die
Grenzen nicht allenthalben so scharf hervortreten, wie bei der
extracorticalen Myelogenese, so sind sie doch wenigstens teilweise angedeutet. Das frontale Assoziationszentrum zeigt
auch hier am längsten größere freibleibende Rindenabschnitte,
doch genügt das bisher festgestellte noch nicht, um die
Reihenfolge strenger zu formulieren. *Offenbar hängt die lang-
same geistige Entwicklung des Menschen nicht zuletzt mit diesen
langsamen intracorticalen Entwicklungsvorgängen zusammen.*
Ich habe den Eindruck gewonnen, daß hier ein Gebiet vorliegt, von welchem aus auch die *Individualpsychologie* erheblich gefördert werden könnte. Die Zahl der Leitungen, die
Mächtigkeit derselben scheinen hier einen freieren Spielraum
zu haben. Freilich wird ohne genaueste Kenntnis auch der

Ganglienzellen, besonders individueller Variationen derselben, etwas irgendwie Abschließendes nicht zu geben sein, so daß im ganzen die Aussichten für eine derartige Begründung der Individualpsychologie vorläufig nur recht bescheiden sind. Wir werden zunächst zufrieden sein müssen, wenn es gelingt, eine zuverlässige morphologische Durchschnittshirnlehre zu schaffen.

Ich bemerke noch ausdrücklich, daß die bereits vorliegenden intracorticalen Befunde keineswegs, wie behauptet wurde, in Widerspruch zu den von mir für die extracorticalen Leitungen aufgestellten allgemeinen myelogenetischen Grundgesetzen stehen. Die letzteren können ihren Grundlagen nach überhaupt nicht Anwendung finden auf Faserzüge, *welche der rein menschlichen Entwicklungsperiode* angehören, d. h. nach der Menschwerdung entstanden sind. Die sich z. B. erst nach dem 20. Lebensjahr ummarkenden Leitungen stehen natürlich *außerhalb des phylo-myelogenetischen Parallelismus*, sie sind rein menschliche Bildungen; wieweit letztere zurückreichen, muß erst festgestellt werden, aber nicht auf Grund unhaltbarer Schulmeinungen, sondern *tatsächlicher* Befunde, eine überaus schwierige Aufgabe, da es gilt die Leitungen herauszuschälen, welche keinem Tier zukommen, also insofern höchstwahrscheinlich erst im Verlauf der rein menschlichen Geistesentwicklung zugewachsen sind, vermutlich eine recht lange Periode. Vielleicht gehört hierher bis zu einem gewissen Grade auch die starke Ausbildung der *Tangentialfasern* der menschlichen *vorderen* Zentralwindung infolge vollkommenerer Ausbildung der *Hand* und ihrer rein menschlichen Gebrauchsweisen? Natürlich sind an den *geistigen* Funktionen des Menschen eine ganze Reihe intracorticaler Fasersysteme beteiligt, welche ausschließlich dem Menschen zukommen. Doch muß ich es einem jüngeren Geschlecht überlassen, sich hier zurechtzufinden.

III. Anthropologisches.

Die Myelogenese hat auch eine ganze Reihe anthropologisch wichtiger Aufschlüsse gebracht, nicht nur über die Unterschiede zwischen Mensch- und Tiergehirn, sondern auch über die Eigentümlichkeiten der *Schädelform*, welche für den Menschen charakteristisch ist. Der Mensch verdankt die relativ überragende Größe seines Schädels in erster Linie seinen *geistigen Zentren,* deren Volumen auch im völlig ausgebildeten Zustand *außer allem Zusammenhang mit der Körpergröße* steht, während die Sinnessphären des Vorderhirns offenbar in ihren Größeverhältnissen von den peripheren Sinnesorganen und der Muskulatur beeinflußt werden. Bei einem ausgewachsenen Schimpansen[1]) habe ich die Sehsphäre größer gefunden als beim erwachsenen Menschen. Die geistigen Zentren bedingen so auch die *durchgeistigte*[2]) Form des Menschenschädels, insbesondere die starke Vorbuchtung

---

[1]) Erwägt man die ungeheure Größe des den Elefantenrüssel mit seinen 40000 Muskelbündeln erregenden *Nervus facialis,* so kann es keinem Zweifel unterliegen, daß gegenüber der zugehörigen Körperfühlsphäre die menschliche bei weitem an Größe zurücksteht; und so werden sich noch zahlreiche Tierarten finden, deren Sinnessphären zum Teil wenigstens die menschlichen an Größe übertreffen.

[2]) Hier zeigt die myelogenetische Hirnlehre Anklänge an GALLsche Ideen; indes ist es völlig abwegig, wenn man von Amerika aus vorgeschlagen hat, meine Rindeneinteilung als *Leipziger* oder FLECHSIGsche *Phrenologie* zu bezeichnen. Die Motive hierzu sind ja recht durchsichtig: die *idealistischen* Psychologen pflegen jeden neuen Versuch, einzelne geistige „Vermögen" zu lokalisieren, sofort mit einem Hinweis auf die Phrenologie zu charakterisieren und hoffen hiermit jede neue Theorie dieser Art a limine ad absurdum zu führen. Die Myelogenese stimmt tatsächlich mit GALLS Lehren in einem *allgemeineren* Gesichtspunkt überein, der aber im wesentlichen *biologischer* Natur ist; mit seinen *psychologischen* Grundanschauungen hat sie kaum Berührungen. GALL hatte eine *richtige Idee,* als er unter den Höckern bzw. Vorwölbungen am Schädel Hirnteile von besonderer Bedeutung vermutete. Daß hier die „*Terminalgebiete*", die zuletzt entwickelten Teile der Vorderhirnoberfläche liegen, davon wußte er nichts, ebensowenig davon, daß *alle* diese Gebiete zu den geistigen Leistungen *echt menschlichen Gepräges* in nächster Beziehung stehen. Die Myelogenese zeigt aber doch, daß GALL mit dem ihm angeborenen morphologischen Scharfsinn (E. H. WEBER bezeichnet ihn in seiner Anatomie als einen ausgezeichneten Anatomen!) *Einzelnes* andeutungsweise richtig erkannt hat (z. B. Stirnhirn = Organ des philosophischen Denkens). Andererseits beweist aber die myelogenetische Hirnlehre auf das deutlichste, daß GALL bei seiner Einteilung der Hirn-(Schädel)—Oberfläche die gröbsten Irrtümer unterlaufen sind (z. B. der Farbensinn, welcher zweifellos in der Sehsphäre,

der Stirngegend, der Scheitelhöcker und weniger auffällig der Schläfenschuppen-Gegend. Unter allen diesen Höckern finden sich *Terminalgebiete* des Vorderhirns als spezifisch menschliche Bildungen; tatsächlich hat man ja auch schon längst in der Form der Stirn wesentliche Merkmale für die höhere geistige Veranlagung gefunden.

Indem sich das frontale Assoziationszentrum in nicht weniger als neun Unterabteilungen gliedert, erscheint die Hoffnung gerechtfertigt, daß hierin ein Wegweiser für den geistigen Aufstieg des Menschen gegeben sein müsse. Doch liegt hier zunächst nur wenig Sicheres vor, weil die Myelogenese, speziell der Anthropoiden, noch nicht genügend in Angriff genommen worden ist, so daß noch vollständig unentschieden bleibt, welche Felder etwa denselben fehlen, bzw. bei ihnen weniger entwickelt sind, so daß auch vorläufig zweifelhaft ist, ob auf diesem Wege überhaupt entscheidende Tatsachen zu gewinnen sind.

Einen vorläufigen Ersatz bildet die makroskopische *vergleichende Anatomie,* und hat sich hier LUDWIG EDINGER als einer der berufensten Interpreten erwiesen. In seinem reifsten Alter hat er die Frage in einem Vortrag behandelt, welcher in der Wiener medizinischen Wochenschrift 1914, Nr. 43, wiedergegeben ist, den ich zur Lektüre nur empfehlen kann. EDINGER betont daselbst insbesondere, daß sich ein klares Bild über die hier obwaltenden Prinzipien nur gewinnen lasse durch *Berücksichtigung meiner Assoziationszentren, welche nachgewiesen zu haben mein kaum genügend gewürdigtes Verdienst* sei. Dieses Votum erscheint mir um so beachtlicher, als EDINGER selbst früher glaubte, den phyletischen Aufbau der Vorderhirnrinde durch das sukzessive Erscheinen der *Sinnessphären* in der Tierreihe erklären zu können, bis er schließlich erkannte, daß dieser Weg zwar für niedere Klassen gangbar ist, nicht aber herauf bis zum Menschen. *Er sieht in dessen überragendem*

---

also am Hinterhauptspol lokalisiert ist, wird von GALL in das Stirnhirn verlegt). Der Name GALL ist aber trotzdem vermutlich unsterblich, weil er zuerst die Lokalisierbarkeit der geistigen Vorgänge behauptet, also ein *im allgemeinen richtiges Prinzip* aufgestellt hat.

Stirnhirn das Hauptmerkmal desselben, wie denn überhaupt allein auf diesem Gebiete das Primatengehirn gegenüber den übrigen Säugern sehr viel vollkommener sei als auf anderen. Erst mit der Zunahme der Assoziationsfelder, wie sie am Stirnlappen meßbar hervortreten, begann die Entwicklung, welche zum Menschen führen konnte. Es sind dies dieselben Schlüsse, wie die aus der Myelogenese direkt ableitbaren, aber um so beachtlicher, als sie eben mittelst einer anderen Methode gewonnen sind, wenn auch erst nach Auffindung der Assoziationszentren. EDINGER hat nun auch den Schädelausguß eines *fossilen* Menschen, des Diluvialmenschen von La Chapelle aux Saints (ANTHONY SMITH) mit dem eines modernen Europäers verglichen und gefunden, daß bei ersterem die ganze Entwicklung der Stirnlappen wesentlich geringer ist als bei den rezenten Menschen. Von den heute lebenden Rassen zeigen nur die *Papuas* eine ähnlich geringe Ausbildung des Stirnhirns; der Typus war aber schon im frühesten Diluvium erreicht, nur an der dritten Stirnwindung und ersten Temporalwindung fand EDINGER erheblich geringere Ausmaße und schließt daraus, daß beim Diluvialmenschen die Gegenden, welche der *Sprache* dienen, kaum entwickelt waren. Diese Auffassung wird indeß meines Erachtens durch die Abbildung des fraglichen Schädelausgusses nicht *völlig* einwandfrei bewiesen. Die Myelogenese lehrt zudem, daß die BROCAsche wie die WERNICKEsche Region relativ früh reifen bzw. Mark erhalten, und daß die benachbarten Assoziationszentren nachfolgen, woraus man schließen könnte, daß die peripheren Sprachwerkzeuge erst das Rohmaterial zur Sprache liefern mußten, bevor die geistigen Zentren in ein rascheres Wachstum kommen konnten, wie es wohl schon LAZARUS GEIGER lediglich auf seine tiefgründigen Sprachforschungen hin erschlossen hat. EDINGER verweist auch auf ELLIOT SMITHS Befunde am ältesten bisher bekannten fossilen Schädel (PILTDOWN), an welchem die dritte Stirnwindung kleiner und die erste Schläfenwindung wesentlich flacher gefunden wurde als an rezenten Gehirnen. Leider liegen sehr wenige *atavistische*

Befunde vor, welche direkte Aufschlüsse über Zwischenstufen zwischen Tier- und Menschenhirn gewähren könnten. Die früher gelegentlich hierhergestellte Mikrocephalie ist zum guten Teil durch *primären Balkenmangel* bedingt, also eine *pathologische* Bildung (eigene Beobachtungen). Es fehlen hier gewöhnlich fast alle Längsfurchen bzw. Windungen, besonders im Stirnhirn, welche nach meinen myelogenetischen Befunden ganz wesentlich vom Wachstum des Balkens abhängig sind.

Was nun die *geistigen Unterschiede zwischen Mensch und Tier anlangt*, so scheint es mir von höchstem Interesse, hier einer Äußerung KANTS zu gedenken. In seiner *Anthropologie* findet sich § 1 *als erstes* der Passus: Daß der Mensch in seiner Vorstellung das *Ich* haben kann, erhebt ihn *unendlich* über alle auf der Erde lebenden Wesen. Dadurch ist er eine Person und vermöge der Einheit des Bewußtseins bei allen Veränderungen, die ihm zustoßen mögen, ein und dieselbe Person, d. h. ein von Sachen, dergleichen die vernunftlosen Tiere sind, mit denen man nach Belieben schalten und walten kann, durch Rang und Würde ganz unterschiedenes Wesen, selbst wenn er das „Ich" noch nicht sprechen kann, weil er es doch in Gedanken hat, wie es alle Sprachen, wenn sie in der ersten Person reden, doch denken müssen, ob sie zwar diese „Ichheit nicht durch ein besonderes Wort ausdrücken; denn dieses Vermögen (nämlich zu denken) ist der Verstand". Die große Bedeutung, welche KANT diesem Gedanken beimißt, tritt hervor, wenn man erwägt, daß er ihn an die Spitze seiner Anthropologie gestellt hat, womit durchaus harmoniert, was myelogenetische Hirnanatomie und -pathologie übereinstimmend lehren, daß der Hirnteil, an welchen die „Ich"-Vorstellung gebunden ist, beim Menschen *bei weitem am stärksten entwickelt* ist, wenn nicht ihm ausschließlich zukommt.

Indem „Ich"-Vorstellung und logisches Denken auch nach den Ergebnissen der Hirnforschung an einen *spezifisch menschlichen* Hirnteil gebunden sind, stimmen hier die introspektive Beobachtung und die Biologie in einer Weise überein, wie dies kaum vollkommener gedacht werden kann. Ich darf wohl sagen, daß mich von allen meinen Funden kaum einer so erfreut hat wie diese Apotheose unseres KANT. Hier dringt derselbe tatsächlich ein in das Innere der Natur, und alle früheren wie modernen Versuche, die Existenz eines „Ich" nur als eine grobe Selbsttäuschung[1]) hinzustellen, können mich hieran nicht irremachen; ich vermisse an denselben vollständig den tiefen Ernst und die Gewissenhaftigkeit im Denken, welche einen KANT in erster Linie gegenüber so zahlreichen „Idealisten" auszeichnen. Gerade in der Vorrede zur Anthropologie tritt dies auf das deutlichste hervor, indem hier KANT in wenig Worten klar und entschieden seine Stellung zur Hirnlehre charakterisiert, wie folgt: „Wer den Naturursachen nachgrübelt, worauf z. B. das Erinnerungsvermögen beruhen möge, kann über die im Gehirn zurückbleibenden Spuren von Eindrücken, welche die erlittenen Empfindungen hinterlassen, hin und her (nach dem CARTESIUS) vernünfteln, muß aber dabei gestehen, daß er in diesem Spiel seiner Vorstellungen bloßer Zuschauer sei und die Natur machen lassen muß, *indem er die Gehirnnerven und Fasern nicht kennt,* noch sich auf die Handhabung derselben zu seiner Absicht versteht: mithin alles theoretische Vernünfteln hierüber reiner Verlust ist." Ich glaube annehmen zu dürfen, daß, nachdem RAMON Y CAJAL den Bann gebrochen bezüglich der *Elementarstrukturen,* und nachdem die *Myelogenese* so weitreichende Aufschlüsse gebracht hat über den *Plan des Ganzen,* die Hirnlehre *fordern* darf, als unentbehrliche Grundlage für jede wissenschaftliche Seelenlehre zu gelten und als solche gewürdigt zu werden. Das Hauptproblem für die Zukunft bleibt doch eine möglichst umfassende *PsychoPhysiologie,* da andernfalls nach wie vor das mystische Element das positive Wissen zu überwuchern droht.

---

[1]) Das „Ich" ist nicht nur ein Gefühl, sondern auch ein Begriff und setzt als solcher vor allem logisches Denken voraus. Da letzteres nur dem Stirnhirn zukommt, so sind die klare Ichvorstellung und die Logik an denselben Hirnteil gebunden, so daß sich ihre gesetzmäßige gemeinsame Störung bei Stirnhirnerkrankungen genügend erklärt. Die Anthropoiden zeigen schon eine weit geringere Ausbildung des präfrontalen Gebietes, also des logischen Hauptorgans.

Sucht man sich nun ein Bild zu machen, *wie z. B.* das Stirnhirn es wohl fertigbringt, *logisch zu denken*, so ist hier nach pathologischen Erfahrungen wohl auszugehen von dem Begriff der *Gesamtvorstellungen*, wie er u. a. von WUNDT entwickelt worden ist, beziehentlich den hierher gehörigen Phantasievorstellungen. Nach den Befunden bei typischer Paralyse kann es kaum einem Zweifel unterliegen, daß bei Reizung des gesamten Stirnhirns hier Gesamtvorstellungen (besonders Phantasievorstellungen) von exquisit krankhaftem Gepräge in den Vordergrund treten, und daß hier ganz besonders die Fähigkeit bzw. die Neigung fehlt, diese ungeheuerlichen Gebilde nach dem Gesetz der Dualität der logischen Denkformen zu zergliedern. Ganz besonders das Ich verschmilzt so mit allerhand unmöglichen Attributen (je nach der herrschenden Grundstimmung in Form von Größen- oder Kleinheitswahn). Da sinnlose Phantasiegebilde nur durch Zergliederung als falsch erwiesen werden können, und diese Fähigkeit dem typischen Paralytiker völlig fehlt, so ist mit größter Wahrscheinlichkeit speziell *diese logische Funktion* in das Stirnhirn zu verlegen, und zwar um so eher, als bei Erkrankung des *hinteren* Hirnabschnittes dieses Symptom nicht irgendwie gesetzmäßig hervortritt. *Bildung und Zergliederung von Gesamtvorstellungen, zu denen auch das Ich* gehört, sind hiernach an das Stirnhirn gebunden, während bei Erkrankung der hinteren Abschnitte der Verlust von *Einzelvorstellungen* und ihren Benennungen in den Vordergrund tritt. Diese letzteren würden also die wesentlichsten Funktionen der hinteren Hirnabschnitte (parietales, temporo-occipitales Assoziationszentrum und Insel?) bilden. So dürftig zunächst diese Aufschlüsse sind, können sie doch einen brauchbaren Ausgangspunkt für die Psychologie der Vorderhirnrinde darstellen, und dies um so mehr, als auch die Anatomie deutlich ihre Haltbarkeit darlegt. Die ungeheure, nach Millionen zählende Menge der Balkenfasern des Stirnhirns ermöglicht es, daß dieselben letzteres mit *sämtlichen* Rindenfeldern in Verbindung setzen, da ja neben den symmetrischen Feldern auch asymmetrische vom Balken versorgt werden. Kein Rindenfeld kommt in dieser Beziehung dem frontalen Assoziationszentrum gleich, und so könnten von allen *Feldern für Einzelvorstellungen, wie sie in den hinteren Hirnabschnitten gegeben sind*, Assoziationsbündel zum frontalen Assoziationszentrum verlaufen, während keines der hinteren Felder gleich ausgedehnte Verbindungen besitzt. Demnach kann die Fähigkeit, Gesamtvorstellungen zu bilden, *lediglich dem Stirnhirn* zukommen. Anatomie und Pathologie bieten so übereinstimmend die Möglichkeit, im Stirnhirn ein logisches Zentrum, d. h. ein Zentrum für die Entstehung von Gesamtvorstellungen *und für Zergliederung* derselben nachzuweisen, und wenn dies auch nur als erster Versuch einer Deutung psychologischer Lokalisationen gelten kann, so erweckt derselbe doch die Hoffnung auf die Möglichkeit weiterer Fortschritte auf dem fraglichen Gebiet. Die uralte Fabel, daß an *jedem psychischen Akt* die *gesamte* Hirnrinde beteiligt sei, erscheint tatsächlich im Lichte der myelogenetischen Hirnlehre und der Pathologie so abwegig, daß ich ein näheres Eingehen hierauf nicht für geboten halten kann, mögen auch selbst moderne Hirnforscher sich bemühen, diesem Erbstück aus einer gänzlich überholten Forschungsperiode neues Leben einzuhauchen.

Histopathologie des Nervensystems. Von Dr. **W. Spielmeyer,** Professor an der Universität München. Erster Band : **Allgemeiner Teil.** Mit 316 zum großen Teil farb. Abb. VIII, 494 Seiten. 1922. RM 43.50

Technik der mikroskopischen Untersuchung des Nervensystems. Von Dr. **W. Spielmeyer,** Professor an der Universität München. Dritte, vermehrte Auflage. VI, 163 Seiten. 1924. RM 8.70

Die Funktionen des Stirnhirns, ihre Pathologie und Psychologie. Von Erich Feuchtwanger in München. („Monographien aus dem Gesamtgebiet der Neurologie und Psychiatrie", Band 38.) IV, 194 Seiten. 1923. RM 12.—

Die Bezieher der „Zeitschrift für die gesamte Neurologie und Psychiatrie" und des „Zentralblattes für die gesamte Neurologie und Psychiatrie" erhalten die Monographien mit einem Nachlaß von 10%.

Die Stammganglien und die extrapyramidal-motorischen Syndrome. Von Dr. **F. Lotmar,** Privatdozent an der Universität Bern. („Monographien aus dem Gesamtgebiete der Neurologie und Psychiatrie", Band 48.) VI, 170 Seiten. 1926. RM 13.50

Lehrbuch der Nervenkrankheiten. Zweite Auflage, bearbeitet von H. v. Baeyer-Heidelberg, H. Curschmann-Rostock, R. Gaupp-Tübingen, R. Greving-Erlangen, A. Hauptmann-Freiburg, F. Kramer-Berlin, F. Krause-Berlin, H. Liepmann-Berlin, F. Quensel-Leipzig, H. Starck-Karlsruhe, G. Stertz-Marburg, F. K. Walter-Rostock-Gelsheim. Herausgegeben von Professor Dr. **Hans Curschmann,** Direktor der Medizinischen Universitätsklinik in Rostock, und Dr. **Franz Kramer,** Professor an der Universität Berlin. Mit 301 zum Teil farbigen Abbildungen. X, 952 Seiten. 1925.
Gebunden RM 36.—

Die Lebensnerven. Ihr Aufbau. Ihre Leistungen. Ihre Erkrankungen. Zweite, wesentlich erweiterte Auflage des vegetativen Nervensystems. In Gemeinschaft mit H. Böwing-Erlangen, J. Büscher-Erlangen, W. Dahl-Würzburg, E. Edens-St. Blasien, B. Fuchs-Erlangen, W. Glaser-Hausstein, D. Goering-Erlangen, R. Greving-Erlangen, A. Hasselwander-Erlangen, O. Platz-Erlangen, H. Regelsberger-Erlangen, O. Renner-Augsburg, G. Specht-Erlangen, Ph. Stöhr-Freiburg, E. Toeniessen-Erlangen, F. Zierl-Regensburg dargestellt von Dr. **L. R. Müller,** Professor der Inneren Medizin, Vorstand der Inneren Klinik in Erlangen. Mit 352 zum Teil farbigen Abbildungen und 4 farbigen Tafeln. XI, 614 Seiten. 1924. RM 35.—

Die Bezieher der „Zeitschrift für die gesamte Neurologie und Psychiatrie" und des „Zentralblattes für die gesamte Neurologie und Psychiatrie" erhalten die Monographien mit einem Nachlaß von 10%.